DU TRAITEMENT

DE LA VARIOLE

PAR LA

MÉDICATION ÉTHÉRÉE-OPIACÉE

PAR

Henri BUCQUET

Docteur en médecine de la Faculté de Paris,
Ancien interne provisoire des hôpitaux de Paris.

PARIS

O DOIN, LIBRAIRE-EDITEUR

8, PLACE DE L'ODÉON, 8.

1883

DU TRAITEMENT

DE LA VARIOLE

PAR LA

MÉDICATION ÉTHÉRÉE-OPIACÉE

PAR

Henri BUCQUET

Docteur en médecine de la Faculté de Paris,
Ancien interne provisoire des hôpitaux de Paris.

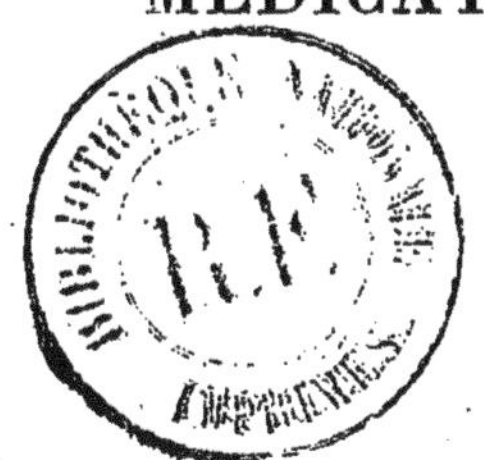

PARIS

O. DOIN, LIBRAIRE–EDITEUR

8, PLACE DE L'ODÉON, 8.

1883

DU TRAITEMENT

DE LA VARIOLE

PAR LA

MÉDICATION ÉTHÉRÉE-OPIACÉE

INTRODUCTION.

Dans les premiers mois de l'année 1881, me trouvant chargé, en qualité d'interne provisoire du service des varioleux de l'hôpital Saint-Antoine, j'ai été à même d'assister aux premières expériences de mon excellent maître M. le Dr du Castel sur la médication éthérée-opiacée dans la variole. Pendant les cinq mois que j'ai passés dans ce service, j'avais pu recueillir un nombre assez considérable d'observations sur les résultats de cette médication. Ce ne sont pas seulement ces observations qui font le sujet de ce travail. Depuis le mois de janvier 1881, la médication éthérée-opiacée, n'a cessé d'être appliquée, dans le service des varioleux de Saint-Antoine, telle qu'elle avait été formulée par M. du Castel. MM. Dreyfus-Brissac et Gombault en ont obtenu des résultats tout aussi heureux, en l'expérimentant dans le service dont ils avaient été chargés après M. du Castel. Je dois à mes excellents collègues et amis, MM. Delotte et Cayla, internes des hôpitaux, qui m'ont succédé dans le service, un nombre d'observations encore plus considérable que les miennes. Ce sont ces observations portant sur une période de deux ans, du mois de janvier 1881 au mois de janvier 1883, qui m'ont servi à faire l'histoire clinique de la médication éthérée-opiacée dans la variole.

Je ne crois pas exagérer en disant que près de 300 malades, pendant cet espace de deux ans, ont été traités par cette médication à l'hôpital Saint-Antoine. Je n'ai pu, bien entendu, relever toutes leurs observations. J'ai cependant réuni 166 observations appartenant toutes à une même période, du mois de janvier 1881 au mois d'octobre de la même année, prises par M. Delotte et par moi, et qui m'ont servi à faire la statistique générale du traitement. M. Cayla m'a remis seulement les observations les plus complètement prises et les plus intéressantes de l'année 1882. Comme ces cas étaient des cas choisis, je ne les ai pas fait figurer dans la statistique, me bornant à les publier *in-extenso* à la fin de ce travail avec les plus complètes des observations de M. Delotte et des miennes.

Le but de ce travail n'est que de faire l'histoire clinique de la médication. Je chercherai surtout à décrire les effets du traitement sur la variole, à en discuter les résultats et à en formuler les indications. J'ai renoncé à rechercher l'explication physiologique de l'action de cette médication, n'ayant fait aucune étude spéciale sur ce point de vue de la question, et manquant de données pour y consacrer un chapitre. Je l'ai fait d'après le conseil de ceux de nos maîtres qui ont expérimenté le traitement au point de vue de ses résultats avant de songer à rechercher le mécanisme de son action physiologique, et qui pensent que de nouvelles études sont nécessaires pour traiter cette question.

Voici le plan que j'ai cru devoir adopter dans ce travail.

Le premier chapitre sera consacré à l'historique du traitement; le second à la formule de ce traitement tel qu'on l'emploie encore aujourd'hui à l'hôpital Saint-Antoine.

Le troisième chapitre sera rempli par l'étude clinique des résultats du traitement, au point de vue général, c'est-à-dire des modifications qu'il apporte à la marche de l'éruption et aux autres symptômes de la maladie.

Le quatrième chapitre comprendra la statistique générale du traitement.

Le cinquième enfin traitera des accidents locaux occasionnés par les piqures d'éther et des autres inconvénients du traitement.

En dernier lieu je publierai un certain nombre d'observations choisies parmi les plus complètes, à titre de pièces justificatives.

Qu'il me soit permis d'exprimer ici à mon excellent maître, M. le Dr du Castel, toute ma reconnaissance pour l'intérêt qu'il a bien voulu toujours me témoigner, et principalement en me confiant le résultat de ses travaux pour ce travail. J'adresse aussi mes remerciements à M. Dreyfus-Brissac, et à M. Gombault pour leurs excellents conseils, ainsi qu'à tous mes collaborateurs MM. Delotte et Cayla, internes du service des varioleux, et M. Monnier, pour leurs communications et pour les recherches qu'ils ont bien voulu faire pour moi.

CHAPITRE PREMIER

La médication éthérée-opiacée, c'est-à-dire le traitement de la variole par l'action simultanée de l'éther en injections sous-cutanées et de l'opium administré à hautes doses à l'intérieur, a été employée pour la première fois, par M. du Castel à l'hôpital Saint-Antoine, vers la fin du mois de janvier et dans le courant de février 1881. Comme presque toutes les innovations en thérapeutique, celle-ci avait pour point de départ en partie le raisonnement, en partie un fait d'expérience fortuite observée presque empiriquement. Je ne puis mieux faire que de laisser ici la parole à M. du Castel, qui, dans une réponse adressée à M. Dreyfus-Brissac sur ce sujet, dans le numéro du 2 septembre 1882 de la *Gazette hebdomadaire*, raconte comment il fut amené à donner à ses malades simultanément l'opium et l'éther.

« Avant d'en arriver à la médication éthérée-opiacée, écrit M. du Castel, j'avais employé l'éther et l'opium séparément.

« En administrant l'opium à haute dose, j'avais surtout eu pour but de combattre le délire fébrile suivant la méthode si efficace du professeur Lasègue, et je n'avais pas remarqué de modification frappante de l'éruption.

« Quand je commençai à administrer l'éther, ce fut à titre de tonique et d'excitant. Je l'administrai d'abord au moment de la suppuration, alors que les malades commencent à s'intoxiquer : l'effet heureux obtenu dans ces conditions fut incontestable, mais tout à fait insuffisant.

« En voyant l'insuffisance du médicament tardivement administré, l'idée me vint de l'employer dès le début de l'éruption, alors que le mal n'était pour ainsi dire pas encore maître de la place. — Je choisis les malades le plus gravement atteints et leur fis faire les injections d'éther dès les premiers jours de l'éruption ; je comparai la marche de la maladie chez ces varioleux et chez ceux, moins gravement atteints, qui restaient soumis aux médications ordinaires.

« Un certain nombre des sujets soumis à la médication simplement éthérée guérirent, alors que leurs voisins, moins gravement atteints qu'eux et traités par les méthodes ordinaires succombaient; mais la suppuration restait toujours abondante ; elle était, peut-être, un peu, fort peu diminuée ; elle était surtout mieux supportée.

« Les choses en étaient là, continue M. du Castel, quand entra dans mes salles un malade présentant une éruption confluente légèrement hémorrhagique en proie à un délire violent. J'ordonnai l'opium à haute dose contre le délire, les injections d'éther à cause de l'abondance de l'éruption. Quatre ou cinq jours après son entrée, ce malade, dont la situation paraissait désespérée, était guéri : le délire avait cessé ; l'éruption était desséchée. La pensée me vint que cette guérison si rapide et si imprévue n'était peut-être pas le résultat du hasard, mais l'effet de la médication employée, l'effet de l'action combinée de l'éther et de l'opium; j'associai, chez un certain nombre de varioleux atteints de varioles assez graves, l'emploi de ces deux médicaments, et j'obtins les résultats heureux que vous avez pu constater ; la médication éthéro-opiacée remplaça dans mon service la médication éthérée simple.

« Quant à l'association des deux médications, je la crois indispensable puisque je n'avais constaté aucun résultat approchant, à l'époque où l'on employait isolément l'opium et l'éther (1). »

On voit, d'après cette citation, qu'au commencement la médication employée n'avait rien d'empirique, ni de complètement nouveau. L'opium est employé contre la variole depuis Sydenham et considéré par beaucoup de médecins comme un adjuvant de l'éruption. D'autres, et c'est la méthode de M. le professeur Lasègue, emploient l'opium à haute dose pour combattre le délire de la fièvre d'éruption ou de la fièvre de suppuration. C'est dans cette idée que M. du Castel avait institué dès les premiers jours de janvier 1881 le traitement par l'opium à haute dose. En même temps, en présence des manifestations d'une maladie grave à forme infectieuse, M. du Castel crut devoir chercher à les combattre par des moyens appropriés.

« Peu convaincu, écrivait-il dans son mémoire présenté à l'Académie de Médecine, des avantages de la médication phéniquée que j'ai vu expérimenter, en 1870-71, à l'Hôtel-Dieu, dans le service de M. Hérard, je résolus de recourir à un médicament autre que l'acide phénique. L'emploi des injections sous-cutanées d'éther, auxquelles j'eus d'abord recours, me donna, dès le début, des résultats encourageants (2). »

(1) Du Castel. Gazette hebdomadaire du 2 septembre 1882, p. 576.
(2) Du Castel. Bulletin général de thérapeutique du 30 septembre 1881, p. 241.

C'est. donc à ce titre que les premières injections sous-cutanées d'éther furent faites dans le service de Saint-Antoine, au commencement de janvier 1881.

A cette époque, l'emploi des injections sous-cutanées d'éther commençait à se généraliser, contre les maladies à formes adynamiques et infectieuses.

Employée avec succès en Allemagne, en 1870-71, dans une épidémie de fièvre typhoïde adynamique par W. Zueler, puis, en 1872, par M. le Dr Schantzenbach de Munich, cette pratique avait donné des résultats heureux à M. Dupuy, en 1873, contre un cas isolé de choléra à la période d'algidité. Plus récemment M. Barth avait publié une série d'observations dans la Gazette hebdomadaire, relatant les heureux effets des injections sous-cutanées d'éther dans la pneumonie à forme adynamique (1).

Il était donc naturel d'employer le même moyen contre les accidents adynamiques de la variole. M. Luton à Reims avait publié un cas de guérison presque miraculeux chez un varioleux en danger de mort traité par les injections d'éther sulfurique. Cependant il ne paraît pas que dans ce cas on ait constaté de modifications de l'éruption; l'effet heureux remarqué a été la cessation des accidents adynamiques qui mettaient la vie du malade en danger.

Les injections sous-cutanées d'éther furent pratiquées comme seul moyen de traitement pendant une dizaine de jours, au commencement de janvier 1881, chez un certain nombre de malades au moment de la fièvre de suppuration: puis, comme le raconte M. du Castel, en face de l'inef-

---

(1) Ces quelques renseignements historiques sont tirés de la thèse inaugural de M. Traill. (Lille 1882), sur les injections sous-cutanées d'éther.

ficacité de ce traitement, les piqûres d'éther furent faites dès le commencement de l'éruption.

J'ai retrouvé quelques observations prises à cette époque. Dans tous les cas la suppuration a eu lieu, mais les malades ont résisté à la fièvre de suppuration et aux accidents d'auto-infection qui suivaient la suppuration chez les autres malades.

C'est alors que se produisit le fait que relate M. du Castel. Un malade atteint de variole confluente hémorrhagique fut soumis à la fois au traitement par l'opium et par l'éther, et guérit avec une rapidité tout extraordinaire. Le même fait s'étant reproduit sur les malades qui, les jours suivants, furent traités de la même façon, ce double traitement fut érigé en méthode générale dans le service, comme le raconte M. du Castel. Depuis cette époque, vers les premiers jours de février 1881 jusqu'au mois d'avril M. du Castel réunit 76 cas de varioles graves soumises à cette médication dont il fit le sujet d'un mémoire, qui fut présenté à l'Académie de Médecine, le 30 août 1881 et publié dans le Bulletin thérapeutique du 30 septembre 1881. Pendant ce temps le traitement était continué dans le service de Saint-Antoine, et ce sont les résultats qu'il y a donnés qui font le sujet de ce travail. Au mois d'août 1882, M. Dreyfus-Brissac faisait paraître dans la gazette hebdomadaire une note sur les résultats que le traitement lui avait donnés dans le même service où il avait succédé à M. du Castel. Il considérait la médication éthérée-opiacée comme un modificateur puissant de l'éruption variolique, dont le principal effet est la suppression ou au moins l'affaiblissement d'intensité de la suppuration.

La médication éthérée-opiacée n'a pas été employée

qu'à l'hôpital Saint-Antoine. M. Traill, dans sa thèse inau-
gurale sur les injections sous-cutanées d'éther comme
traitement des maladies générales (Lille 1882), après avoir
cité la statistique de M. du Castel, publié six observations
de variole traitée par la médication éthérée-opiacée à
l'hôpital de Sainte-Eugénie de Lille. Ses résultats concor-
dent avec ceux que nous avons observés à Saint-Antoine.
Cependant ces malades n'ont pas été traités entièrement
par la méthode de M. du Castel, en ce sens que le traitement consistait en deux ou trois injections d'éther par jour
sans y associer l'opium. Je n'ai donc pu faire entrer ces six
cas dans la statistique du traitement complet. A Bordeaux
M. Arnozan, professeur agrégé à la faculté de médecine,
de Bordeaux, avait essayé dans son service de varioleux
le traitement de M. du Castel : mais le nombre des malades observés n'a pas été assez considérable pour lui permettre de formuler des conclusions sur les résultats qu'il
en a obtenus. Je publierai plus loin quatre observations
qu'il a bien voulu me communiquer, mais elles ont trait à
un point de vue tout spécial : c'est-à-dire à des paralysies
résultant des injections d'éther poussées dans les masses
musculaires de la face postérieure de l'avant-bras.

Dans ces derniers temps la médication éthérée-opiacée
dans la variole a été expérimentée par M. Tennesson,
médecin de l'hôpital Tenon, dans son service de varioleux,
mais depuis trop peu de temps pour que les résultats qu'elle
y a donnés me fussent communiqués.

L'historique de la médication éthérée-opiacée dans la
variole est, comme on le voit, très court. En effet ce traitement n'a été que très rarement expérimenté en dehors de
l'hôpital Saint-Antoine. Les services où se trouvent réunis

un aussi grand nombre de varioleux sont rares. et pour se faire une idée exacte de la valeur d'une médication comme celle-ci, il faut un champ d'expérience assez vaste pour que le traitement soit fait en grand. Il est donc facile de s'expliquer le petit nombre de médecins qui ont publié des observations de ce traitement, depuis la publication du mémoire de M. du Castel.

CHAPITRE II.

FORMULE DU TRAITEMENT.

Avant d'étudier les effets et les résultats de la médication éthérée-opiacée, il m'a paru naturel d'indiquer en quoi elle consiste, de donner, en un mot, la formule de ce traitement, en même temps que d'en exposer les indications.

Dans le chapitre précédent, nous avons vu que cette nouvelle méthode de traitement de la variole avait été inaugurée dans nos salles par l'emploi simultané de l'opium à l'intérieur et de l'éther sous forme d'injections sous-cutanées. Pour être exact, je dois dire ici que, dans le commencement, à ces deux agents s'ajoutait un troisième — le perchlorure de fer. — Avant l'institution du traitement éthéré-opiacé, nous avions l'habitude dans le service de l'hôpital Saint-Antoine de donner aux malades atteints de variole hémorrhagique une potion avec 20 gouttes de perchlorure de fer pour 120 grammes d'excipient.

Or, le malade dont on a parlé M. du Castel, dont la guérison si rapide lui fit voir qu'il était en présence d'une nouvelle méthode efficace de traitement de la variole, avait une variole hémorrhagique et prenait du perchlorure de fer. Dans les expériences suivantes, on continua l'emploi simultané des trois médicaments ne sachant auquel attribuer l'effet principal, ni si, en retranchant l'un d'eux, on n'enlèverait pas au traitement de son efficacité.

C'est ainsi que pendant le premier mois tous les varioleux soumis à la médication prirent à la fois l'opium, l'éther et le perchlorure de fer.

Cependant, à la longue, il arriva que chez certains malades auxquels la potion au perchlorure de fer répugnait assez pour qu'on la supprimât, l'effet de la médication ne parut pas modifié. C'est ainsi qu'au bout de peu de temps le perchlorure de fer fut laissé de côté et réservé uniquement pour les cas de variole hémorrhagique. C'est aussi l'opinion que s'en est faite M. Dreyfus-Brissac. Ainsi qu'il l'écrit dans son article de la *Gazette hebdomadaire*, il fut promptement conduit à laisser de côté le perchlorure de fer et à s'en tenir uniquement à l'opium et à l'éther.

Ces explications étaient nécessaires avant d'aborder l'étude du traitement. Tous les malades de M. du Castel non atteints de variole hémorrhagique, à partir du commencement d'avril 1881, ne furent plus soumis au perchlorure de fer reconnu inutile dans ces cas, et réservé aux varioles hémorrhagiques. Telle a été aussi la pratique de M. Deyfus-Brissac. Telle est encore aujourd'hui celle de M. Gombault.

Une autre modification au traitement primitivement adopté fut assi tentée dès les premiers temps ; mais cette fois avec un véritable insuccès. Frappé des accidents locaux, abcès, phlegmons et eschares, produits par les piqûres d'éther chez les varioleux, M. du Castel essaya d'administrer l'éther à l'intérieur comme l'opium. Mais cette pratique fut vite abandonnée ; il fut reconnu que, l'absorption de l'éther par les voies digestives n'étant probablement ni assez complète ni assez rapide, ce traitement nouveau était absolument insuffisant pour les varioles graves,

hémorrhagiques, confluentes et même cohérentes confluentes. On en revint aux piqûres d'éther pour ces cas
graves, réservant l'administration de l'éther à l'intérieur
pour les varioles discrètes et les varioloïdes.

Dans le service de Saint-Antoine, nous avions pris l'habitude de désigner sous le nom de *traitement interne* celui
où l'opium et l'éther étaient administrés à l'intérieur par
les voies digestives ; et sous le nom de *traitement complet*
celui dans lequel l'éther était administré eu injections
sous-cutanées. Telle est la signification de ces deux ter-
mes, traitement interne, traitement complet, qui revien-
nent à chaque instant dans nos observations.

§ 1. *Formule du traitement interne.*

Le traitement interne est celui dans lequel l'opium et
l'éther sont administrés ensemble par les voies digestives.

L'opium est donné à la dose de 15 centigrammes d'extrait thébaïque chez les femmes, et de 20 centigrammes
chez les hommes par jour dans une potion de 125 grammes.

L'éther est administré à la dose de 4 grammes par jour.

Telles sont les doses indiquées par M. du Castel.

Voici la formule que donnait M. du Castel dans son
service de l'hôpital Saint-Antoine, telle qu'elle avait été
composée par M. Malmarie, interne en pharmacie du service.

Sirop d'éther opiacé avec :
Sirop de sucre à 35°....... 1000 grammes.
Ether à 65° (pur)........... 20 grammes.
Alcool à 90°................ 50 grammes.
Extrait d'opium........... 1 gramme 40 centigr.
Essence de menthe......... 11 gouttes.

Chaque cuillerée à bouche de ce sirop correspond à 0,50 centigrammes d'éther et à 0,35 milligrammes d'extrait d'opium.

Le traitement comprend jusqu'à six cuillerées à bouche par jour.

Plusieurs inconvénients n'avaient pas tardé à être remarqués dans l'emploi de cette médication. En premier lieu, certains malades ne tolèrent pas ce sirop qu'ils rejettent presque en totalité aussitôt après l'avoir ingéré. Le goût âcre et répugnant que lui donne l'éther est en effet très difficile à masquer. L'essence de menthe paraît en être le meilleur correctif, encore est-il insuffisant. Le second inconvénient est dû à la volatilité de l'éther qui fait qu'au bout d'un temps relativement court, la dose d'éther contenue par cuillerée à bouche n'est plus la même. Il est vraisemblable que c'est là une des causes du peu d'efficacité du traitemeut interne, surtout si l'on y ajoute l'absorption de l'éther par les voies digestives, incomparablement moins sûre et moins rapide que par la voie sous-cutanée. Ces inconvénients sont aussi signalés par M. Dreyfus-Brissac. Rien ne peut dans les cas graves remplacer l'injection sous-cutanée ; aussi le traitement interne doit-il être abandonné dans les cas un peu sérieux, et conservé uniquement pour les cas bénins, les varioles discrètes et les varioloïdes survenant chez des individus déjà vaccinés. C'est dire que son emploi ne répond qu'à peu d'indications, puisque ces cas guérissent le plus souvent d'eux-mêmes. Du reste, je reviendrai plus tard sur les résultats de ce traitement interne.

§ 2. *Formule du traitement complet.*

Ce traitement constitue la médication éthérée-opiacée par excellence. C'est de lui que M. Dreyfus-Brissac a pu dire à juste titre : c'est un modiɥcateur puissant de l'éruption variolique. Voici comment il a été formulé par M. du Castel, et tel qu'il est employé à l'hôpital Saint-Antoine.

1° L'opium est donné sous forme d'extrait thébaïque à la dose de 20 centigrammes chez les femmes dans une potion de 125 grammes. Il doit être en outre, bien entendu, tenu compte de l'âge des malades. La dose de 0,20 centigrammes par jour a été dépassée avec un résultat heureux chez quelques malades alcooliques, avec délire intense. On est arrivé ainsi à 30 centigrammes. La potion est donnée toutes les deux heures par cuillerée à bouche jusqu'à épuisement dans la journée (1).

2° Chaque jour on pratiquera deux injections sous-cutanées d'éther, une le matin, une le soir. On injecte chaque fois une pleine seringue de Pravaz — c'est-à-dire environ 1 centimètre cube — ou en poids 28 à 30 centigrammes. Souvent dans les cas graves on peut faire non plus deux, mais trois et même quatre injections d'éther. L'extrême diffusibilité de l'éther et sa rapide élimination par la surface pulmonaire permettent de répéter les piqûres presque impunément. Ceci est, du reste, un fait signalé par tous ceux qui ont pratiqué des injections d'éther, et qui se constate journellement. L'injection doit être poussée lentement et profondément dans le tissu cellulaire sous-cutané

(1) Actuellement, M. Gombault donne à ses malades non plus l'opium seul à l'intérieur, mais le sirop éthéré-opiacé comme adjuvant des injections d'éther sans préjudice de celles-ci, bien entendu.

pour éviter les accidents locaux auxquels je consacrerai plus loin un chapitre. Le choix de la région où doivent se faire les injections n'est pas sans importance. Nous verrons plus loin quels accidents peuvent être causés par ces injections. Il faut choisir une région où le tissu cellulaire et les muscles forment une couche épaisse loin de tout organe important. La face antérieure et externe des cuisses remplit toutes ces conditions. Il faut avoir soin, en outre, d'introduire presque perpendiculairement au membre l'aiguille de façon que l'injection pénètre non seulement dans le tissu cellulaire sous-cutané, mais même dans la masse musculaire. C'est le moyen d'éviter la douleur et les escharres. C'était, du reste, la pratique de mon excellent collègue M. Delotte, et M. du Castel declare n'avoir pas observé d'escharre quand les injections ont été faites par lui.

3° Dans les varioles hémorrhagiques, à l'hôpital Saint-Antoine, on a l'habitude d'ajouter au traitement précédent de 80 centigrammes à 1 gramme de perchlorure de fer. Le perchlorure de fer est donné suivant la formule suivante due à M. du Castel.

Solution de perchlorure de fer avec :

Perchlorure de fer liquide à 20°.....	10 grammes.
Sirop du sucre incolore............	50 grammes.
Eau distillée......................	950 grammes.

Chaque cuillerée à bouche correspond à 0,17 centigrammes de perchlorure de fer.

Nota. — *Préparer la solution extemporanément afin d'éviter la réduction en chlorure ferreux du chlorure ferrique au contact du sirop.*

On donne par jour six cuillerées à bouche de ce sirop en alternant d'heure en heure avec la potion d'opium jusqu'à épuisement des potions.

4° En outre, les malades reçoivent dans le courant de la journée une assez forte dose d'eau-de-vie, qui varie avec les conditions individuelles.

Comme nous l'avons déjà dit, le perchlorure de fer, pas plus que l'alcool, ne fait, à proprement parler, partie de la médication éthérée-opiacée. Il n'est plus employé guère que dans les cas de variole hémorrhagique.

Or, comme nous le verrons, les statistiques n'indiquent pas pour la variole hémorrhagique un nombre de succès à beaucoup près aussi favorable que dans les autres formes. Il est donc difficile de se faire une idée exacte de l'efficacité ajoutée au traitement par le perchlorure de fer. Cependant comme dans les cas de varioles hémorrhagiques où la médication a été suivie de succès, le perchlorure avait été employé, il est utile de lui conserver cette indication. Une autre remarque doit être faite au sujet du perchlorure de fer, et cette remarque, je la dois à M. Cayla, interne du service des varioleux pendant l'année 1882. M. Cayla a remarqué que chez les malades atteints d'éruptions pharyngées qui prenaient du perchlorure de fer, l'absorption de cette potion était suivie d'une amélioration rapide et persistante de l'éruption pharyngée et surtout de la douleur qui l'accompagne.

Il attribue cet effet à l'action topique du perchlorure de fer qui est retenu sur la muqueuse pharyngée par la viscosité du sirop.. Il y a là, en effet, une action analogue à celle dont le perchlorure de fer jouit contre les angines intenses et principalement l'angine diphtérique.

Quoi qu'il en soit, et en résumé, le traitement interne est constitué par l'emploi de 15 à 20 centigrammes d'extrait d'opium et de deux piqûres d'éther d'un centimètre cube chacune par jour.

M. du Castel insiste sur la dose de 15 à 20 centigrammes d'opium, qu'il croit presque un minimum. Jamais cette dose n'a entraîné d'accidents chez l'adulte, mais il a été à même de constater qu'une dose inférieure devenait facilement insuffisante.

Dans le courant du mois d'août 1881, dans le service des femmes, les effets de la médication perdirent brusquement leurs résultats heureux. Ce n'est qu'après six semaines qu'on en apprit la cause. A la suite d'un changement de surveillante et d'un malentendu, les malades ne recevaient plus par jour qu'une demi-dose d'opium, 7 centigrammes et demi au lieu de 15. La dose réglementaire fut reprise et les résultats heureux se reproduisirent.

Il faut en conclure qu'aucun des détails de la médication ne doit être négligé, et c'est pour cela qu'on me pardonnera d'être entré dans tous ces détails.

Quelles sont maintenant les indications où ce traitement complet trouve son emploi ? Nous pouvons les formuler ainsi, d'après M. du Castel : 1° Le traitement complet est indiqué dans tous les cas graves chez les individus qui ont été vaccinés, comme chez ceux qui ne l'ont jamais été.

2° Le traitement complet doit être commencé dès que l'intensité des phénomènes généraux ou l'abondance de l'éruption permettent de prévoir l'imminence d'une forme grave : *Le plus tôt est le mieux.* Passé le quatrième jour de l'éruption, une suppuration plus ou moins atténuée paraît inévitable.

3º Dans les cas où l'éruption est enrayée, le traitement peut être ordinairement supprimé après quatre ou cinq jours : quand la suppuration a eu lieu malgré le traitement, il faut le continuer jusqu'à dessication.

Telles sont les règles de l'emploi de la médication éthérée-opiacée contre la variole.

CHAPITRE III.

RÉSULTATS DE LA MÉDICATION ÉTHÉRÉE-OPIACÉE AU POINT DE VUE CLINIQUE.

Avant de faire l'analyse des modifications apportées à la marche de la variole par la médication éthérée-opiacée, je dois présenter le tableau de ces modifications dans les cas les plus favorables et quand le traitement a pu être commencé de bonne heure. Je n'ai ici que l'embarras du choix parmi les plus belles des observations prises à l'hôpital Saint-Antoine. Je donnerai la préférence à celle que M. du Castel a reproduit *in extenso* dans son mémoire lu à l'Académie. Outre qu'elle est une des plus complètes, elle est aussi une des premières en date.

OBSERVATION I.

(Mémoire de M. du Castel. Bull. de thérapeutique, 30 septembre 1881).

Le 22 mars 1881 entrait dans la salle des femmes une jeune domestique, âgée de 18 ans, vaccinée dans son enfance, dont l'éruption avait débuté le jour même.

Le 23 mars, à la visite du matin, la surface entière du corps est congestionnée et présente un aspect scarlatiniforme; la face est très turgide, légèrement bouffie; la malade est agitée et ne répond pas aux questions qu'on lui pose. En examinant la face de près, on voit que sur toute son étendue elle est recouverte de papules extrêmement petites, absolument contiguës, dures au toucher, qui lui donnent l'aspect chagriné des varioles confluentes. Les mains présentent un aspect analogue ; la partie supérieure de la poitrine est aussi le siège d'une éruption très abondante ; sur le ventre et les membres inférieurs, l'éruption est moins serrée. T. 40°.

Le traitement est commencé : injection d'éther, matin et soir, extrai thébaïque 15 centigr., perchlorure de fer 20 gouttes à prendre dans le courant de la journée.

Le 24 mars, la malade est un peu affaissée, mais présente par moments de courtes périodes d'agitation légère. La rougeur scarlatiniforme s'est atténuée : les papules des ailes du nez sont remplies d'une petite quantié de sérosité ; celles du front, des joues, du menton sont restées stationnaires ; les papules des mains sont converties en vésicules ; sur le tronc, sur les membres, on voit aussi quelques vésicules.

Pas de salivation, pas de dysphagie, pas de gonflement notable de la face. T. 40°. Le traitement reste le même.

Le 25 mars la malade a été très agitée, l'état de la face n'a pas changé, les vésicules des mains ont augmenté de volume, il y a un peu de gonflement des mains. Toujours ni salivation, ni dysphagie, ni bouffissure de la face. T. 39°. Même traitement.

- Le 26, état à peu près stationnaire. Quelques rares vésicules au pourtour du nez ont suppuré en restant très petites. La malade est plus calme. T. 38°6. Même traitement.

Le 27 mars, la dessicaction est complète sur la face et sur le tronc : sur les ailes du nez quelques vésicules ont suppuré et, desséchées maintenant, forment de petites croûtes noirâtres : le front, les joues, le menton restent couverts de petites papules dont quelques-unes supportent également de petites croûtes noires. Sur les mains, beaucoup de vésicules sont desséchées ; plus de gonflement, plus de délire. T. 37°5. Même traitement.

Le 28 mars, six jours après le début de l'éruption, cinq jours après le début du traitement, au moment où la suppuration devrait être en plein développement, la dessiccation est complète. Les mains sont recouvertes de petites croûtes noirâtres, analogues à celles des ailes du nez. La malade est guérie, le traitement est supprimé.

Pas d'accidents pendant la convalescence.

Résumé. — Variole confluente chez une jeune fille de 18 ans, vaccinée dans l'enfance, soumise au traitement complet, le deuxième jour de l'éruption. Dessiccation le

sixième jour sans suppuration, sans fièvre de suppuration ;
guérison complète.

Remarques. — Cette observation nous montre d'abord
que cette malade se trouvait dans deux conditions très favorables. Elle avait été déjà vaccinée, et sa vaccination ne
remontait pas à une époque trop éloignée, puisqu'elle n'é-
tait âgée que de 18 ans ; en outre, la médication avait pu
être commencée dès le deuxième jour de l'éruption. Dès ce
jour-là cependant les symptômes étaient ceux d'une variole
confluente grave, à la période d'éruption papuleuse avec
agitation et température élevée.

Le lendemain, troisième jour de l'éruption, l'éruption
devient vésiculeuse, la température reste élevée, l'état de
la malade est encore l'état ordinaire d'une variole confluente grave dans ces conditions.

Le quatrième jour l'influence du traitement peut déjà
être reconnue, la température est un peu moins élevée,
l'éruption est toujours vésiculeuse, mais un certain nombre de phénomènes des varioles confluentes graves font
défaut. Il n'y a ni salivation, ni dysphagie, ni bouffissure
de la face : il y a seulement un léger gonflement des mains.
Le cinquième jour est ici, on le voit, un moment critique ;
d'après l'évolution normale de la maladie, la suppuration
devrait commencer à ce moment-là. Au contraire, la température a encore baissé, elle est à 38,6, l'éruption reste
stationnaire, quelques rares vésicules sur les ailes du nez
ont l'air de vouloir suppurer et c'est tout. Enfin le sixième
jour le dénouement se dessine, l'éruption s'est desséchée
sans passer par la période de suppuration, l'apyrexie est
complète, les phénomènes généraux graves ont disparu.

L'éruption vésiculeuse de la face est remplacée par de petites papules privées de liquide dont quelques-unes à peine portent de petites croûtes noires. Seules les vésicules des ailes du nez qui ont suppuré et sont devenues pustules ont fait place aux croûtes ordinaires de la variole. Le septième jour la guérison est complète.

Voici donc un véritable type de l'action du traitement complet. Nous trouverons, dans les observations publiées plus loin, bon nombre d'observations aussi probantes. A côté nous en verrons d'autres de cas placés dans des conditions moins favorables, où le succès n'a pas été aussi complet, mais où des modifications du même genre ont été apportées à la marche de la maladie.

Nous étudierons maintenant ces différentes modifications, d'abord, par rapport à la marche de l'éruption, ensuite, par rapport aux symptômes généraux de l'affection.

§ 1. — *Modifications apportées à la marche de l'éruption.*

Nous pouvons résumer les modifications apportées à la marche de l'éruption de la variole par le traitement, en disant que considérée au point de vue de l'éruption seulement, la variole est pour ainsi dire transformée en varioloïde. Cette transformation se fait, à partir du moment où est institué le traitement, par l'avortement de l'éruption suivant une marche bien définie.

Prenons pour type un cas de variole confluente traitée dès le second jour de l'éruption, c'est-à-dire au moment favorable, alors que l'éruption est complète, mais seulement encore papuleuse.

1° **Au** moment où l'éruption suivant sa marche normale devrait, de papuleuse, devenir vésiculeuse, on voit un certain nombre de boutons, ordinairement la majorité, rester à l'état de papules.

2° Celles des papules qui se sont remplies de liquide pour devenir vésicules, restent petites, peu développées. Elles ne contiennent que très peu de liquide et la plupart du temps ne sont pas ombiliquées. A la piqûre, elles ne laissent écouler qu'une quantité très minime d'un liquide limpide.

3° Les jours suivants, on constate que les vésicules n'entrent pas en suppuration. Cependant il n'est pas rare d'observer ce passage des vésicules à l'état de pustules, mais seulement en des points très limités, par groupes de 5 et 6 ou 10 vésicules seulement et en des régions presque toujours les mêmes: les joues, le front, et surtout les ailes du nez. En ces régions, on constate de petits groupes de pustules isolées ou cohérentes, d'apparence louche ou même jaunâtre (gouttes de cire) et contenant un liquide franchement purulent qui s'écoule à la piqûre d'une épingle.

4° A l'exception de ces quelques vésicules, tout le reste de l'éruption, vers le cinquième, sixième ou septième jour, se flétrit sans passer par la suppuration. L'éruption avorte et cet avortement se fait dans l'espace de vingt-quatre ou trente-six heures, de la façon suivante ; les boutons, qui sont restés à l'état de papules, s'affaissent, se racornissent et donnent à la main une sensation comparable à celle du cuir de Russie (Dreyfus-Brissac). Ceux qui sont passés à l'état de vésicules, et qui la veille encore, contenaient un liquide limpide ou tout au plus à peine trouble, sont desséchés. Le liquide que contenaient les vésicules a disparu, et l'épiderme soulevé s'est affaissé sans se rompre, la vésicule se sèche sans former de croûte. Il n'y a pas eu de suppuration.

Cet avortement de l'éruption se fait quelquefois sur tout le corps, le même jour et en même temps : plus souvent, il se fait d'une façon successive, sur la face d'abord, sur le tronc et les membres ensuite.

5° En dernier lieu, la dessiccation s'achève. Les papules s'affaissent et s'indurent de plus en plus. L'éruption ne se présente plus à ce moment que sous la forme de petites papules racornies, donnant, comme je l'ai déjà dit, à la main la sensation de cuir de Russie. Ces petites papules persistent un temps assez long, tant que dure la desquamation. Enfin, sur un certain nombre de ces papules, on voit un petit piqueté noirâtre, formé par de petites croûtes sèches ornées, d'une coloration qui rappelle celle de l'élytre du hanneton, suivant la comparaison de M. Cayla. Ces croûtes ne s'observent qu'au point où il y a eu des vésicules.

La dessiccation se fait donc suivant trois modes : 1° le mode des petites papules, *cuir de Russie*, partout où les papules se sont desséchées sans passer à l'état de vésicules ; 2° le mode *corné* partout où il y a eu des vésicules ; 3° le mode des croûtes ordinaires de la variole, partout où il y a eu suppuration.

6° Enfin se fait la desquamation. Celle-ci n'a plus lieu, comme dans les varioles qui ont suppuré, par chutes de croûtes plus ou moins larges, mais d'une manière très lente et presque insensible. Sur la face, les papules cuir de Russie persistent longtemps, et disparaissent par desquamation furfuracée. Il en est de même sur le tronc et les membres. Sur les mains, la desquamation se fait par de minces écailles grisâtres, toujours petites.

7° Dans la suite, les traces que laisse l'éruption ne sont pas moins modifiées. Pendant longtemps, pendant plusieurs semaines, la peau conserve une teinte brunâtre ou violacée, un aspect légèrement chagriné. Plus tard, cet aspect disparaît, et chez les malades que nous avons revus guéris, un mois ou six semaines après leur sortie de l'hôpital, on ne constatait aucune cicatrice, aucune trace partout où l'éruption n'avait pas suppuré.

Telle est l'évolution de l'éruption dans les cas les plus complets et les plus heureux. Nous verrons, en analysant les observations, que souvent l'avortement de l'éruption n'a pas été aussi parfait, mais seulement dans les cas où les conditions étaient moins bonnes.

En résumé avortement de l'éruption sans suppuration, et transformation d'une éruption varioleuse en varioloïde, tel est l'effet du traitement.

Cet arrêt de développement de l'éruption survenant au cours d'une variole, après un début des plus menaçants, n'est pourtant pas un fait absolument nouveau. Il y a lieu, en effet, de rapprocher ici ces modifications de l'éruption variolique, sous l'influence de la médication éthérée opiacée, de certains faits antérieurement observés dans des conditions spéciales.

Ce sont des faits de variole dans lesquels l'abondance de l'éruption et l'intensité des phénomènes généraux sont telles, qu'on a le droit de croire tout d'abord à une variole confluente. Puis, tout à coup, au cinquième ou sixième jour de l'éruption, on voit la variole tourner court et se terminer par la guérison, sans suppuration. C'est, en somme, la même évolution que dans nos observations.

De pareils cas, disons-le de suite, sont exceptionnels, et viennent de loin en loin surprendre le médecin. M. Rigal (1), signalant à la Société médicale des hôpitaux uu cas de ce genre, propose de dénommer ces cas exceptionnels : *varioloïdes confluentes.*

Qu'est-ce, en effet, qu'une varioloïde? C'est, d'après la majorité des médecins contemporains, une variole modifiée soit par une vaccine, soit par une variole antérieure, *qui ne suppure pas.* « Toute variole qui suppure, ne fût-ce qu'un instant, n'est pas une varioloïde », dit avec raison M. Barthélemy (2), qui ajoute ensuite : « Beaucoup de varioloïdes sont plus graves que la variole vraie dans sa forme discrète. » Il existe donc des varioloïdes discrètes et des varioloïdes confluentes. M. Barthélemy cite même un cas de varioloïde hémorrhagique observé par M. Mesnet en 1870 (3).

Le propre de ces varioloïdes est de ne survenir que chez des individus déjà vaccinés. Or, comme nous le verrons tout à l'heure, c'est surtout et presque exclusivement chez des individus déjà vaccinés que réussit le traitement par la médication éthérée-opiacée. Que faut-il en conclure? Et faut-il croire que la médication éthérée-opiacée n'a réussi que contre des varioloïdes confluentes qui devaient guérir d'elles-mêmes, sans passer par la suppuration?

Il faut d'abord répondre, à mon avis, que les cas auxquels je fais allusion sont absolument exceptionnels. Outre

(1) (Bulletin de la Société médicale des hôpitaux 1879, p. 214).
(2) Barthélemy. Recherches sur la variole, p. 186.
3) Ibid, p. 187.

le cas de M. Mesnet et celui de M. Rigal, M. Barthélemy, dans
sa thèse si complète sur la variole, ne publie que deux observations de varioloïdes confluentes qui lui sont personnelles, dans lesquells, suivant son expression, « au moment
où l'on croyait le cas mortel, *la maladie tournait brusquement bride* (1). » Il s'agissait de deux malades de 34 et de
26 ans, vaccinés tous les deux, non revaccinés, non vario-
lés ; chez tous les deux, le changement subit dans la marche de l'éruption a eu lieu le neuvième jour. J'ai eu moi-
même l'occasion, l'été dernier, d'observer un cas analogue,
dans un service où l'on n'employait pas contre la variole
le traitement de M. Ducastel. Il s'agissait d'une enfant de
11 ans, observée, au mois de juin 1882, dans le service de
M. Triboulet, à l'hôpital Trousseau, où j'étais alors interne
provisoire.

Observation résumée.—Chez cette enfant qui avait été vaccinée à l'âge
de 3 ans, c'est-à-dire huit ans auparavant, l'éruption était complète et
datait déjà de trois jours lorsqu'elle fut admise à l'hôpital. L'éruption
était confluente sur la face, sur la poitrine et sur les mains, cohérente
sur le reste du corps. Cependant, malgré cette éruption abondante,
l'état général était bon et la fièvre modérée. Le huitième jour de l'éruption, alors que nous nous attendions à voir apparaître la fièvre de suppuration, en même temps que la transformation des vésicules en pustules, nous fûmes surpris de trouver l'éruption entièrement modifiée,
la dessiccation commencé sur la face et le reste du corps, sans aucun
vestige de suppuration. La guérison de l'enfant fut très rapide. Cependant la dessiccation se fit par croûtes sèches, persistantes, quoique peu
épaisses.

De telles observations sont rares, je le répète, et l'on ne
peut comparer le petit nombre des cas ainsi observés aux
observations que nous publions plus loin, dans lesquelles

(1) Barthélemy. Recherches sur la variole, 188 et suiv.

la guérison sans suppuration devient non plus l'exception, mais presque la règle, sous l'influence du traitement.

En second lieu, en analysant les deux observations de M. Barthélemy, ainsi que celle que je viens de résumer et qui m'est personnelle, on constate des différences importantes avec l'évolution de l'éruption sous l'influence du traitement.

Je ferai d'abord remarquer que, dans le cas qui m'est personnel, il s'agissait d'un enfant, c'est-à-dire d'un sujet beaucoup moins éloigné de la première vaccination et encore sous le coup de l'immunité vaccinale à un degré bien plus grand que les adultes. En outre, et c'est le point capital, dans ces observations de varioloïdes confluentes, il n'y a pas eu de suppuration à aucun degré, tandis que dans nos observations de Saint-Antoine il y avait très souvent des tentatives de suppuration. Quelques vésicules, surtout à la face, suppuraient, tandis que sur le reste du corps l'éruption se desséchait d'une façon successive. L'évolution de l'éruption était ici manifestement arrêtée dans sa marche, tandis que dans ces varioloïdes confluentes l'évolution normale paraissait être de se dessécher sur tout le corps, le même jour, sans suppurer. Les deux processus ne sont donc pas identiques.

Enfin, la contre-épreuve, il faut bien le dire, a été faite à plusieurs reprises dans le service de Saint-Antoine. Je fais ici allusion à un certain nombre de varioloïdes, d'abord discrètes, devenues plus tard brusquement cohérentes, où l'on se décida trop tard à employer la médication, qui fut alors inefficace.

M. Dreyfus-Brissac ajoute très justement à ce propos (1) :

(1) Dreyfus-Brissac. Gazette hebd. 1882, p. 529.

« Le parallèle de ces malades avec ceux traités dès le début fournit le meilleur criterium de l'action thérapeutique. »

Si je me suis étendu sur cette question des varioloïdes confluentes, c'est que du rapprochement de ces faits avec ceux que nous avons observés découle une conclusion importante que l'on pourrait formuler ainsi : la terminaison de l'évolution de l'éruption par dessiccation sans suppuration appartient aux *varioles modifiées* par une vaccination ou une variole antérieure exerçant encore une influence sur le malade. La médication éthérée-opiacée agissant sur des varioleux autrefois vaccinés, mais n'étant plus sous l'influence de l'immunité vaccinale à un degré suffisant, replace ces varioleux dans des conditions suffisantes pour transformer leur variole en *variole modifiée*, comme dans le cas precédent. C'est ainsi que l'on peut dire que la médication éthérée-opiacée transforme les varioles légitimes en varioloïdes modifiées au point de vue de l'éruption.

§ 2. *Modifications apportées par le traitement à la marche des symptomes généraux.*

Il me reste à indiquer maintenant les modifications que nous avons observées relativement aux symptômes de la variole autres que l'éruption, et à ses principales complications.

Je dois, en commençant, faire une remarque importante. Dans toutes les observations que j'ai recueillies, dans toutes celles dont il est question dans ce travail, les malades n'ont été observés qu'à la période d'éruption. Il ne pouvait en être autrement. A part les cas qui se sont déclarés à l'intérieur du service, et ils ont été assez rares pour que je

n'en aie pas trouvé trace dans les observations, à part
quelques cas où le diagnostic de variole avait été fait en
ville d'après les symptômes de début, tous les varioleux
n'arrivaient à l'hôpital qu'une fois l'éruption achevée ou
tout au moins commencée. Le plus souvent même ils n'y
entraient que le troisième, le quatrième, le cinquième jour,
et même plus tard après l'éruption. Jamais donc le traitement n'a été appliqué avant la période d'éruption; il m'est
donc impossible de savoir quelle influence il pourrait
avoir sur les phénomènes du début. On peut, en effet, se
demander si un traitement qui, institué au moment où
l'éruption est achevée, exerce manifestement sur celle-ci
une influence suffisante pour en arrêter l'évolution ultérieure, n'exercerait pas sur le développement de l'éruption
une influence utile, si on le commençait en temps voulu,
c'est-à-dire dès la période d'invasion. Je le répète, aucun
fait ne s'est présenté à l'hôpital qui pût nous permettre de
résoudre cette question. Les seuls cas où le traitement a
été institué avant que l'éruption fût achevée sont des cas
de variole hémorrhagique. Or, on sait en premier lieu que
les hémorrhagies dans la variole retardent l'éruption ; le
malade est du reste souvent frappé à mort avant que
l'éruption se soit produite. En second lieu, comme
nous le verrons plus loin, les résultats du traitement contre la variole hémorrhagique sont absolument nuls.

Il y a cependant une distinction importante à faire.
M. Barthélemy, dans sa thèse si complète sur la variole,
divise la marche de cette affection en deux parties. Pour
lui, l'incubation, l'invasion, l'éruption et les divers phénomènes qui les caractérisent constituent les périodes
essentielles de la variole. La suppuration, la dessiccation,

la desquamation sont les périodes passives, où l'on ne rencontre plus que les lésions vulgaires. Suivant son expression : « Une fois l'éruption achevée, l'émonctoire est créé ; dès lors la pustule variolique se comporte à la manière d'une vésicule thapsique ou herpétique, c'est-à-dire qu'elle suppure pendant quatre, cinq ou six jours et qu'elle se dessèche en deux ou trois (1). » Eh bien, c'est précisément sur ces périodes passives, cette évolution vulgaire, qu'agit la médication éthérée-opiacée qui supprime la suppuration, et rien ne nous permet de supposer, en nous plaçant au point de vue des faits, qu'elle pût agir sur les périodes essentielles de la maladie, l'incubation, l'invasion, l'éruption. Nous laisserons donc de côté tous les phénomènes généraux de la variole qui appartiennent à ces périodes, et nous n'étudierons que ceux de la période d'éruption.

1° *Température.* — Ce que nous venons de dire nous explique que rien ne devait être changé à la marche de la température au moment de l'éruption. Je ne puis publier ici les courbes de température qui sont annexées à nos observations. A la période d'éruption, elles ne présentent rien de particulier. La fièvre d'éruption a toujours été, comme à l'état normal, en rapport avec l'intensité de l'éruption. C'est ainsi que dans les courbes où la température a été notée dès les premiers jours, on la voit s'élever aux environs de 40 degrés et osciller autour de ce chiffre tant que l'éruption n'est pas achevée.

Une fois l'éruption achevée, la température est, suivant

(1) Barthélemy. Recherches sur la variole, p. 203

les cas, celle qui correspond normalement à la forme clinique de la variole. C'est ainsi que l'abaissement de température qui suit l'achèvement de l'éruption dans les formes moins graves n'a jamais fait défaut, tandis que l'élévation était persistante dans les varioles confluentes et graves. Mais ce qui était particulier aux cas qui devaient guérir sous l'influence du traitement, c'est que l'abaissement de température dans les premiers cas était définitif; dans les autres, vers le septième, huitième, neuvième jour, il avait lieu au moment où l'on voyait l'éruption tourner court. En un mot, la fièvre de suppuration faisait défaut, cette absence de suppuration de fièvre était la règle, régle à laquelle nous avons constaté plus ou moins d'exceptions suivant les cas. Mais, quand cette fièvre a existé elle a toujours paru singulièrement atténuée. Les malades échappaient donc de ce chef à l'un des dangers les plus immédiats de la maladie.

2° *Délire.* — La persistance du délire et de la somnolence qui accompagnent la fièvre d'éruption est ordinairement considérée comme un fait grave. Freind avait déclaré que la mort était certaine toutes les fois que le délire dure encore au quatrième jour de l'éruption. D'après nos observations, ce pronostic est évidemment trop sévère; car dans nombre de cas graves, nous voyons le délire persister jusqu'au moment où l'éruption avorte sous l'influence du traitement. Mais ici nous pouvons constater l'exactitude de la remarque de M. Jaccoud, qui distingue le délire alcoolique persistant de celui qui est imputable à l'intensité de l'action du poison variolique. Dans les cas auxquels j'ai fait allusion, presque tous les malades étaient des alcooliques. Dans ces cas de délire alcoolique, l'influence du traitement a été manifeste. Du reste, je rappellerai qu'au début dans le service, l'opium avait été donné à haute dose pour combattre ces accidents du délire fébrile. Aussi, dans les cas où le délire se montrait persistant d'une façon inquiétante, la dose d'opium fut souvent portée de 20 et 25 centigrammes à 30 et 35 par jour avec un plein succès.

Quant au délire de la fièvre secondaire de suppuration, puisque celle-ci a fait défaut dans les cas heureux, il n'en a pas été question pour la majorité de nos malades. Nous ne l'avons constaté que dans les cas mortels, où le traitement avait échoué.

3° *Eruptions des muqueuses.* — L'enanthème variolique est constaté dans la plupart de nos observations. Le plus fréquemment, il s'agissait d'enanthème pharyngien ; aussi la dysphagie est-elle accusée dans la plupart des cas. A l'état normal, il arrive souvent qu'il n'y ait pas une proportion exacte entre l'enanthème et les signes fonctionnels. La disphagie n'apparaît souvent qu'après l'éruption pharyngée. Dans nos observations, c'est le phénomène douleur qui disparaît le premier. Il n'est pas rare de voir, dès le deuxième ou troisième jour du traitement, la dysphagie disparaître brusquement. C'est le premier effet apparent du traitement. Pendant ce temps-là, nous voyons l'éruption pharyngée accomplir son évolution et avorter en même temps que l'éruption cutanée, quoique ne donnant plus lieu aux symptômes fonctionnels. Aussi, ainsi que l'a fait remarquer M. du Castel, une des premières conséquences du traitement dans le service de Saint-

Antoine fut la suppression de tous les gargarismes employés journellement jusqu'alors.

Je dois ici rappeler une remarque importante faite à ce sujet par mon excellent collègue et ami M. Cayla, mon successeur dans le service, remarque dont j'ai déjà parlé. C'est la disparition rapide de la dysphagie chez les malades qui prenaient la solution de perchlorure de fer, disparition qu'il attribue à l'action topique du médicament à son passage sur la muqueuse.

Voici ce qu'il m'écrivait à ce sujet (1) :

« Voulant dissocier l'action des diverses parties du traitement, nous avons supprimé d'abord le perchlorure de fer. Chez les malades ainsi traités, nous avons vu l'éruption avorter, comme lorsqu'on emploie le traitement complet (2) ; mais il nous a semblé que les malades se plaignaient plus longtemps du mal de gorge. Il me semble donc légitime de penser que le perchlorure de fer a surtout une action locale sur l'évolution de la pustule pharyngée. Il ne répugne pas du reste d'admettre qu'un médicament aussi actif que le perchlorure de fer puisse être suivi d'un effet topique capable d'amener une prompte réparation de l'éruption bucco-pharyngée. Le traitement, en effet, comprend six cuillerées de sirop de perchlorure de fer contenant un gramme de ce sel. »

Cette remarque de M. Cayla peut se rapprocher de celle qu'avait faite M. du Castel dès les premiers temps où il avait commencé à appliquer le traitement chez les malades atteints d'éruption pharyngée ; la douleur et la dysphagie

---

(1) (Communication inédite).
(2) C'est-à-dire opium, éther et perchlorure de fer.

ducs à celle-ci disparaissaient dès le second ou troisième jour du traitement. Ce résultat avait été attribué, non sans raison, aux injections d'éther, car il avait été constaté dès le mois de janvier 1881, chez des malades qui n'étaient encore traités que par les injections d'éther. C'est ce qui faisait dire à ce moment à M. du Castel que « le meilleur gargarisme pour les varioleux *était encore les injections d'éther* ».

J'imagine qu'il doit y avoir là non plus une action topique sur la muqueuse, mais une action d'élimination de l'éther par cette muqueuse. En effet, je puis rapprocher ce fait de ce que j'ai constaté à l'hôpital Cochin dans le service de M. Moizard, chez un tuberculeux atteint de tuberculose pharyngée très douloureuse, auquel je faisais des injections d'éther. Ce malade me disait que très peu de temps après sa piqûre il ressentait une vive chaleur à la gorge, suivie d'une sensation agréable d'odeur d'éther perçue par l'odorat, qui lui causait un soulagement marqué pour toute la nuit.

L'enanthème laryngé n'a été signalé que très rarement : je ne puis guère citer que l'observation si curieuse dont parle M. Dreyfus-Brissac, de cette femme chez laquelle l'éruption laryngée entraîna des accidents d'œdème de la glotte, qui nécessitèrent la trachéotomie, laquelle fut suivie de guérison (1).

Mais la rareté de ces accidents peut elle-même être comptée à l'actif du traitement. Il est certain que ces accidents étaient plus fréquents dans le service avant l'institution du traitement.

(1) Dreyfus-Brissac. Gaz. hebd. 11 août 1862, p. 52.

Les *éruptions trachéales et bronchiques*, ainsi que celles que les auteurs décrivent sur d'autres muqueuses de l'économie, n'ont pas été signalées dans nos observations. Il n'en est pas de même des éruptions *sur la conjonctive*. Au commencement de janvier 1881, lorsque j'arrivai dans le service, il y avait à Saint-Antoine trois varioleux atteints de pustules de la conjonctive avec ulcération de la cornée. De ces trois malades, l'un est mort de sa variole; un autre a guéri de ses pustules de la conjonctive; chez le troisième l'ulcération cornéenne s'est terminée par un staphylome opaque avec hernie de l'iris.

Depuis l'inauguration du traitement dans le service, pendant les cinq mois que j'y ai passés, je n'ai observé aucun accident de ce genre; je n'en ai du reste pas trouvé trace dans les observations de MM. Delotte et Cayla, et je tiens en outre de M. du Castel et de M. Dreyfus-Brissac que de pareils accidents ne se sont plus reproduits en deux ans. Il y a certainement là plus qu'une simple coïncidence.

4° *Gonflement de la face et des extrémités.* — Ces accidents ont été au contraire observés très fréquemment. On les retrouve dans presque tous les cas de varioles graves, confluentes ou cohérentes-confluentes. Généralement le gonflement a disparu complètement au moment même où l'éruption commençait à avorter dans les cas favorables, sous l'influence du traitement. C'est ce que nous verrons dans presque toutes les observations.

5° *Salivation.* — Ce que nous venons de dire du gonflement de la face et des extrémités peut s'appliquer ici. La salivation a été cependant observée bien moins souvent.

Elle n'existait que dans les varioles confluentes graves :
or, comme nous possédons certain nombre de ces cas traités avec succès, nous pouvons signaler ici l'influence de la
médication sur ce symptôme.

6° *Complications viscérales.* — Nous n'avons que très
peu de choses à dire sur ces complications viscérales.
L'endocardite n'a été constatée qu'à l'autopsie. Dans plusieurs cas de varioles mortelles, les complications pulmonaires et pleurales, pneumonie, broncho-pneumonie, pleu-
résie simple et purulente, ont été constatées plusieurs fois,
souvent même pendant la vie. Souvent, et je pourrais
même dire le plus souvent, lorsque ces complications ont
entraîné la mort, c'était d'une façon tardive, alors que l'é-
volution de l'éruption nous avait montré l'influence heureuse du traitement sur la variole. C'est ainsi que je comp-
terai, à l'actif de ces cas heureux pour ma statistique, un
certain nombre de cas où l'éruption avait avorté et s'était
desséchée sans suppuration, alors que le malade fut em-
porté par pneumonie ou une broncho-pneumonie, suite de
la variole. Le traitement qui avait eu une influence heureuse sur la variole n'en avait eu aucune sur la complica-
tion.

7° *Accidents de la période de suppuration.* — C'est certainement ici un des résultats les plus heureux du traitement. Par suite de l'atténuation de la suppuration, les
malades ont échappé à tous les dangers qui en résultent :
la résorption et l'infection purulente au moment de la
suppuration ; la suppression des fonctions de la peau, au
moment où les larges croûtes de la dessiccation recouvrent
la plus grande partie du corps. Tous ces accidents, sou-

vent mortels, ont été évités à ceux de nos malades qui ont bénéficié du traitement.

8° *Convalescence.* — La convalescence chez nos malades a présenté très souvent un fait particulier sur lequel M. du Castel a appelé l'attention. « L'absence de la suppuration (1), dit-il dans son mémoire présenté à l'Académie, semble mettre ces malades en grande partie à l'abri des accidents qui atteignent si souvent pendant la convalescence les varioleux qui ont suppuré, abcès, phlegmons, etc. Mais en revanche, chez un certain nombre, on observe une cachexie tout à fait disproportionnée avec le peu de durée de la maladie qu'ils viennent de traverser, cachexie qui indique combien a été profonde l'intoxication à laquelle ils ont été soumis. »

J'insiste sur ce fait important. Certains de nos malades atteints de varioles graves cohérentes confluentes, ou même confluentes, sous l'influence du traitement, se sont trouvés guéris après dessiccation complète sans suppuration le neuvième, dixième ou douzième jour de leur maladie. Et cependant, pendant leur convalescence, ces malades étaient aussi affaiblis, cachectisés que les autres varioleux qui, après avoir suppuré, ne se trouvaient guéris qu'après trois semaines ou un mois de maladie. Nos convalescents restaient dans le service encore quinze jours en moyenne après leur dessiccation; comme les convalescents des maladies graves, ils étaient exposés aux autres maladies, sous la moindre influence extérieure. C'est ainsi que pendant les derniers mois de l'année 1881, depuis le mois de juin jusqu'au mois d'octobre, il s'était développé dans les salles de service de Saint-Antoine une épidémie fort curieuse

____

(1) Du Castel, Bulletin de thérapeutique 1881, p. 242.

d'ecthyma qui a fait le sujet d'une communication de M. du Castel (1).

Cette épidémie était contagieuse, à ce point que l'interne de service, mon excellent collègue Delotte, en fut atteint et contracta une pustule d'ecthyma au doigt en soignant un malade atteint de cette affection. Mais tandis que chez lui et chez un infirmier du service auquel arriva pareil accident, l'affection se limita à une seule pustule et à des symptômes entièrement bénins, chez les convalescents du service, elle prit une intensité vraiment extraordinaire. L'affection débutait brusquement par un ou plusieurs frissons suivis d'une fièvre intense, précédant de quelques heures l'éruption d'ecthyma qui se faisait par poussées successives, et qui dans quelques cas devenait confluente et s'accompagnait d'accidents les plus graves qui ont déterminé la mort dans un certain nombre de cas.

A cette époque, il est ainsi mort dans le service de Saint-Antoine plusieurs malades qui, sans cela, auraient guéri sous l'influence du traitement.

Ces faits malheureux n'indiquent-ils pas clairement que ces convalescents étaient dans un état particulier de réceptivité morbide venant de la maladie grave qu'ils venaient de traverser.

Nous pouvons tirer de là une conclusion en faveur du traitement ; c'est que ces malades avaient été bien réellement très sérieusement atteints par le poison variolique, et que nous avions eu affaire à de vraies varioles et non à des varioles ou varioloïdes modifiées devant guérir d'elles-mêmes.

(1) Du Castel. Bulletin de la Société médicale des hôpitaux. — Séance du 14 octobre 1881.

CHAPITRE IV.

Jusqu'à présent, je n'ai envisagé les résultats du traitement de la variole par la médication éthérée-opiacée que d'une manière générale, étudiant les effets du traitement dans les cas les plus favorables, pour réunir en un même tableau tous les faits cliniques observés. Je dois maintenant, pour apprécier la valeur de ce traitement, faire la statistique des cas observés.

Je ne puis donner ici la statistique complète de tous les cas de variole traités par la médication éthérée-opiacée dans le service de Saint-Antoine, pendant les deux années de 1881 et 1882, mais j'ai pu recueillir toutes les observations du service, pour une période commençant à la fin de janvier 1881, pour finir au mois d'octobre de la même année. Toutes les observations comprises entre la fin de janvier et le commencement de juin 1881 me sont personnelles. Celles de la période juin-octobre 1881 appartiennent à mon excellent collègue Delotte. Les observations des derniers mois de l'année 1881 n'ont pas été retrouvées. Pour l'année 1882, M. Cayla m'a remis une vingtaine d'observations, qui m'ont servi à faire l'histoire clinique du traitement, et dont je publie les plus importantes. Cependant comme je n'ai pu reconstruire la statistique complète des faits observés dans le service de Saint-Antoine pendant l'année 1882, et comme les observations que je possède sont des faits choisis parmi tous les autres, je n'ai pu les faire entrer dans une statistique générale où il ne peut y avoir que des faits comparables. Je dirai seulement que les communications de MM. Dreyfus-Brissac et Gombault, et les notes manuscrites que m'a communiquées M. Cayla me permettent d'affirmer que les résultats donnés par le traitement entre leurs mains sont identiques à ceux que fournissent les statistiques de l'année 1881.

La statistique que je vais faire porte sur 166 cas de variole présentant toutes les variétés de formes cliniques, traités par le traitement complet (opium et injections d'éther), depuis les derniers jours de janvier jusqu'au commencement d'octobre 1881. Ces 166 cas, sont tous *des cas graves*, c'est ce qui fait la valeur de cette statistique, et voilà pourquoi je crois utile d'y insister.

Si je disais simplement que sur les 166 observations relevées, j'ai constaté 58 morts du fait de la variole et 108 guérisons, dont 70 à l'actif du traitement et 38 sans que le traitement ait paru avoir une influence heureuse, je n'aurais pas donné grande idée de l'efficacité de la médication. Il est en effet nécessaire de distinguer entre les différentes formes cliniques pour juger des faits. Nous pourrons ainsi établir : 1° quelles sont les formes auxquelles le traitement convient le mieux ; 2° à quelle période il convient le mieux de commencer le traitement.

La division la plus naturelle des cas, celle qui s'impose et qu'ont successivement indiquée tous ceux qui ont employé le traitement, est celle qui sépare les varioleux qui n'ont jamais été vaccinés de ceux qui l'ont été auparavant. Il suffirait, en effet, d'entrer dans les salles des varioleux de Saint-Antoine pour se convaincre, au premier aspect des malades, de la différence des cas. Les varioleux non vaccinés y sont considérés pour ains dire comme condamnés à l'avance :. chez les autres, même dans les cas les plus graves, on conserve toujours un espoir.

La statistique que nous allons donner est donc un argument de plus en faveur de la vaccine. En effet, à ceux qui arguent de l'épidémie de variole qui a régné à Paris pendant plus de deux ans, pour conclure à une diminution prétendue de l'efficacité de la vaccine, il faut répondre que si, en temps d'épidémie, des adultes déjà vaccinés ont contracté des varioles même très graves, il n'y a pas de comparaison à établir entre la gravité de ces varioles et celle des varioles qui sévissent dans le même temps sur les individus n'ayant jamais été vaccinés.

On pourrait formuler ainsi, d'après ce que nous avons vu dans le service de Saint–Antoine, l'influence de la vaccine et de la revaccination en temps d'épidémie.

Les *revaccinés* atteints de variole ont toujours été absolument exceptionnels.

L'immense majorite des varioleux étaient d'*anciens vaccinés*, mais vaccinés une seule fois et dans l'enfance. La gravité de leur variole était le plus souvent en rapport direct avec le temps qui s'était écoulé depuis leur vaccination. Enfin, les *non vaccinés*, qui heureusement étaient plus rares, mouraient tous ou presque tous.

Je diviserai donc ma statistique en deux parties, d'un côté tous les cas observés chez dss individus déjà vaccinés, de l'autre, tous les non vaccinés.

Dans chacune de ces deux catégories j'étudierai les cas en les divisant suivant les formes cliniques, en quatre groupes: 1° varioles confluentes ; 2° varioles cohérentes-confluentes ; 3° varioles cohérentes ; 4° varioles discrètes.

Quant aux variioles hémanorrhagiques, j'en ferai une classe à part, divisée elle-même en deux parties suivant que les malades avaient été vaccinés ou non.

Je dois faire remarquer enfin que la période de l'année 1881 à laquelle correspondent les observations qui forment cette statistique a été celle où l'épidémie était la plus violente, et que les cas auxquels on a appliqué le traitement, sous l'influence de l'intensité de l'épidémie étaient tous des cas graves.

§ 1. *Statistique du traitement chez les malades déjà vaccinés.*

Sur les 166 cas que j'ai réunis, 139 appartiennent à des individus déjà vaccinés, 83 hommes et 56 femmes. Sur ces 139 cas nous relevons 39 morts et 100 guérisons du fait de la variole (déduction faite, bien entendu, des quelques cas de mort par accidents survenus au cours de la convalescence, comme ecthyma, scarlatine, érysipèle, pneumonie): sur ces 100 guérisons, il y a 67 cas dans lesquels le traitement a exercé une influence heureuse manifeste, c'est-à-dire ou il n'y a pas eu, ou presque pas eu de suppuration, et 33 cas dans lesquels le traitement a échoué, c'est-à-dire où il y a eu suppuration comme à l'ordinaire. Tel est le résultat brutal de la statistique. Si nous séparons maintenant les cas suivant les formes cliniques, nous verrons que les résultats sont très différents suivant chacune d'elles.

Dans chacune des formes cliniques, nous diviserons les cas d'après un fait très important pour l'histoire du traitement, c'est-à-dire d'après le moment où a été commencé le traitement. Nous verrons ainsi que ce détail est de la

plus grande importance, et que le traitement agit d'autant
mieux qu'il a été commencé de meilleure heure. Nous distinguerons ainsi les cas qui ont été traités dès le jour
même de l'éruption, ceux qui l'ont été le deuxième, le
troisième, le quatrième et le cinquième jour après l'éruption. La statistique donne des résultats très différents suivant ces cas.

A. Varioles confluentes chez des individus déjà vaccinés.

Avant de donner des chiffres, je dois entrer dans quelques explications. D'après un bon nombre d'auteurs, la
variole confluente est la forme grave de la variole affectant
les individus non vaccinés.

Cette forme est regardée à bon droit comme la forme
mortelle de l'affection. M. Barthélemy, dans sa thèse sur la
variole, écrit ceci : « Les varioles confluentes, celles qui
méritent vraiment ce nom : *sont fatalement mortelles.* »
Il ajoute en citant M. Rigal : « *Il n'y a pas de puissance au
monde capable d'empêcher de mourir quelqu'un atteint de
variole confluente vraie.* »

Si, après pareil témoignage, j'allais écrire que le traitement éthéré-opiacé a amené la guérison d'un certain nombre de varioles confluentes, une pareille assertion pourrait
paraître téméraire. Je ferai remarquer seulement que la *variole confluente vraie* à laquelle fait allusion M. Rigal, la variole confluente *vraiment digne de ce nom* de M. Barthélemy,
est la variole confluente des individus non vaccinés. Or,
la statistique que l'on trouvera plus loin des cas de variole

1) Barthélemy. Recherches sur la variole, p. 178.

confluente chez des individus non vaccinés, ne fait que justifier l'opinion universellement admise de la gravité exceptionnelle de cette forme de la maladie. — En ce moment il n'est question que de varioles confluentes chèz des inaividus déjà vaccinés ; et pour bien des auteurs, ces cas ne devraient pas mériter à juste titre le nom de variole confluente, puisqu'ils appartiennent à des individus déjà vaccinés. Cependant j'ai voulu conserver le titre de variole confluente qui avait été donné au lit du malade à ces observations. On verra plus loin aux pièces justificatives que la confluence de l'éruption, le gonflement de la face des extrémités, la salivation, le délire, tous les symptômes classiques de la variole confluente se retrouvent dans ces observations. Ce ne sont pas, si on veut, dés varioles confluentes vraies. — Ce sont des varioles confluentes d'une gravité moins grande parce qu'elles ont évolué sur des individus déjà vaccinés. Ces explications me semblaient nécessaires pour éviter toute équivoque.

Voici maintenant les chiffres recueillis. La statistique porte sur 47 cas de variole confluente chez des individus vaccinés dont 28 hommes et 19 femmes.

a (Aucun de ces malades n'a été traité le premier jour de l'éruption.)

b Malades traités à partir du deuxième jour de l'éruption. —7 cas (4 hommes et 3 femmes); morts, 0; guérisons 7.

Sur ces 7 guérisons : 5 ont eu lieu après suppuration incomplète de la face, et avortement de l'éruption sur le reste du corps ; 1 a lieu après suppuration complète.

Remarques. — En somme, sur 7 cas, 6 sont à l'actif du traitement; dans le dernier il a échoué.

*c. Malades traités à partir du troisième jour de l'érup-
tion.* — 15 cas (9 hommes et 7 femmes): morts, 7; guérisons, 8.

Sur les 7 morts : 5 sont morts à la période de suppuration; 2 sont morts dès le lendemain de leur entrée à l'hôpital.

Sur les 8 guérisons : 2 ont eu lieu, sans suppuration;
2 ont eu lieu à la suite d'une suppuration incomplète;
4 ont eu lieu après suppuration.
(*N.B.* Un de ces derniers est mort de pneumonie pendant
la convalescence.)

Remarques. 2 morts sont survenues avant que le traitement ait pu agir, 4 guérisons sont ici à mettre à l'actif du
traitement. Dans les 4 autres, ainsi que pour les 5 morts,
il a échoué.

d. Malades traités le quatriéme jour de l'éruption. —
9 cas. (6 hommes et 3 femmes) : morts 1; guérisons 8.
1 mort à la période de suppuration.
Sur les 8 guérisons:
4 ont eu lieu sans suppuration ; 4 ont eu lieu après suppuration.

(*N.B.* Sur ces 8 guérisons 3 sont morts pendant la convalescence, d'un éruption confluente d'ecthyma).

Remarques. — Sur ces 9 cas, 4 guérisons sont à l'actif du
traitement, dans les 4 autres et le seul cas de mort il a
échoué.

*e. Malades traités le cinquiéme jour de leur éruption et
au delà du cinquième jour.* — 16 cas. (9 hommes et 7 femmes); 8 morts; 8 guérisons.

Sur les 8 morts : 1 est mort le lendemain de l'entrée dans les salles. 7 sont morts à la période de suppuration.

Sur les 8 guérisons, aucune n'a eu lieu sans suppuration ; 2 ont eu lieu à la suite d'une suppuration incomplète ;

6 ont eu lieu après suppuration.

(*N.B.* Sur ces 6 guérisons il y a eu 1 mort pendant la convalescence à la suite d'ecthyma).

Remarques. — Sur ces 16 cas deux guérisons seulement sont à l'actif du traitement, et encore ce ne sont pas des succès complets. Il y a eu 8 cas de mort et 6 guérisons où le traitement a échoué.

Cette statistique peut se résumer ainsi : Sur 47 cas il y a eu 15 morts, 15 guérisons où le traitement n'a pas empéché la suppuration et 17 guérisons entièrement à l'actif du traitement. Il faut remarquer la progression décroissante de l'efficacité du traitement à mesure que le traitement a été commencé plus tard. Dans la catégorie des cas traités le deuxième jour, 7 guérisons à l'actif du traitement; le troisième jour 4 guérisons seulement; le quatrième jour 4 guérisons; le cinquième jour enfin et les jours suivants 2 guérisons seulement à l'actif du traitement.

B. Varioles cohérentes-confluentes chez des individus déjà vaccinés.

Dans cette catégorie de malades les cas mortels sont beaucoup mois fréquents que dans la première. L'influence du traitement se fait sentir surtout par un plus grand nombre de cas guéris sans suppuration comme en témoignent les chiffres suivants.

Cette catégorie comprend 23 cas de variole, 15 hommes, et 8 femmes.

a. Varioles cohérentes-confluentes traitées dès le premier jour de l'éruption. — 1 cas seulement (1 homme) ; 1 guérison sans suppuration; succès complet pour le traitement.

b. Varioles cohérentes-confluentes traitées le deuxième jour de l'éruption. — 3 cas (1 homme et 2 femmes) : 3 guérisons.

Sur ces 3 guérisons :

2 ont eu lieu sans suppuration ; 1 a eu lieu après une suppuration très incomplète.

(*N.B.* Ce dernier malade est mort d'erysipèle pendant la convalescence.)

Remarques. Ces trois cas doivent être comptés à l'actif du traitement.

c. Varioles cohérentes-confluentes traitées le troisième jour de l'éruption. — 3 cas (2 hommes et 1 femme) : 1 mort; 2 guérisons.

1 mort à la période de suppuration; 1 guérison avec suppuration incomplète; 1 guérison après suppuration.

Remarques. — Ici le traitement n'a eu d'action efficace que pour un seul des 3 cas.

d. Varioles cohérentes-confluentes traitées le quatrième jour de l'éruption. — 6 cas (4 hommes et 2 femmes); pas de morts, 6 guérisons.

Sur ces 6 guérisons: 2 ont eu lieu sans suppuration ;

2 ont eu lieu après suppuration incomplète (*N.B.* L'un

d'entre eux est mort d'érysipèle) 2 ont eu lieu après suppuration.

Remarques. — Sur ces 6 cas 4 peuvent être portés à l'actif du traitement: les deux autres sont négatifs.

*e. Varioles cohérentes-confluentes traitées le cinquième
iour de l'éruption.* — 10 cas (6 hommes et 4 femmes);
3 morts ; 7 guérisons.

3 morts à la période de suppuration.

Sur les 7 guérisons, une seule a eu lieu après suppuration incomplète; les 6 autres ont eu lieu après suppuration.
(*N.B.* Deux de ces derniers malades sont morts pendant
leur convalescence d'une éruption confluente d'ecthyma).

Remarques. — Un seul cas ici est à porter à l'actif du traitement ; dans tous les autres le traitement a échoué.

En résumé sur 23 cas il y a eu 4 morts, 9 guérisons après
suppuration dans lesquelles le traitement ne parait pas
avoir eu d'influence, et 10 guérisons dans lesquelles il a
réussi à supprimer ou à atténuer la suppuration. Au point
de vue de l'époque à laquelle a commencé le traitement la
même remarque que précédemment doit être faite. Dans
tous les cas de variole traités dès le premier et le deuxième
jour le traitement a eu son effet.

Dans ceux traités le troisième jour, il n'y a plus qu'un
cas sur 3, à son actif; dans ceux du quatrième, 4 cas sur 6
et enfin dans ceux du cinquième jour 1 cas seulement
sur 10.

C. Varioles cohérentes chez des individus déjà vaccinés.

C'est ici la catégorie de cas la plus nombreuse, celle aussi où la statistique donne les meilleurs résultats. C'est du reste ce qui résulte des chiffres suivants.

Nous relevons ici 45 cas, 29 hommes et 16 femmes.

a. Varioles cohérentes traitées dès le premier jour de l'éruption. — 2 cas (2 hommes) : pas de morts ; 2 guérisons.

Ces deux guérisons ont eu lieu sans suppuration (succès complet pour le traitement).

b. Varioles cohérentes traitées le deuxième jour de l'éruption. — 8 cas (4 hommes et 4 femmes) : Pas de morts ; 8 guérisons.

Ces 8 guérisons ont eu lieu aussi sans suppuration. (Même remarque que plus haut.)

c. Varioles cohérentes traitées le troisième jour de l'éruption. — 21 cas (13 hommes et 8 femmes) : 2 morts ; 19 guérisons.

Sur les 2 morts l'une a eu lieu à la période de suppuration, l'autre à la période de dessication, après suppuration.

Sur les 19 cas guéris : 11 l'ont été sans avoir suppuré. (*N. B.* — Un de ces malades est mort d'ecthyma pendant la convalescence) ; 5 l'ont été après suppuration incomplète ; 5 ont été guéris après suppuration.

Remarques. — 16 cas sur 21 doivent être ici portés à l'actif du traitement. Celui-ci a échoué dans les 5 autres terminés par la mort 2 fois, par la guérison après suppuration les trois autres fois.

d. Varioles cohérentes traitées le quatrième jour de l'éruption. — 7 cas (5 hommes et 2 femmes) : pas de morts ; 7 guérisons.

4 guérisons sans suppuration ; 3 guérisons après suppuration. (4 cas à porter à l'actif du traitement.)

e. Varioles cohérentes traitées le cinquième jour de l'éruption et les jours suivants. — 7 cas (4 hommes et 3 femmes) pas de mort ; 7 guérisons.

Sur ces 7 guérisons : une seule a eu lieu sans suppuration ; 3 ont eu lieu après suppuration incomplète ; 3 ont eu lieu après suppuration.

(*N. .B* — L'un de ces derniers malades est mort dans la suite avec des accidents éclamptiques.) En somme, 4 cas sur 7 à porter à l'actif du traitement.

En résumé, sur 45 cas il y a eu 2 morts seulement, 9 guérisons après suppuration le traitement ayant échoué, et 34 guérisons où sous l'influence du traitement la suppuration n'a pas eu lieu. Ici comme dans les deux autres catégories il y a eu succès complet dans les cas qui ont été traités le premier et le deuxième jour de l'éruption, 16 succès sur 21 dans les cas traités le troisième jour, 4 succès seulement sur 7 pour les cas traités le quatrième jour, et pour ceux traités le cinquième jour la même proportion.

Varioles discrètes. — Le traitement complet (opium et injections d'éther) n'a été appliqué qu'à deux cas de varioles discrètes. Tous les deux ont guéri ; l'un avait été traité le jour même de l'éruption, l'autre le troisième. Il n'en est fait mention ici que pour mémoire.

§ 2. — *Statistique du traitement chez les malades non vaccinés.*

Nous entrons maintenant dans la seconde partie de cette statistique. Ici les conditions sont toutes changées ; la mort dans les cas graves de variole chez les individus non vaccinés devient la règle au lieu d'être l'exception. L'influence du traitement se manifeste non plus seulement par la guérison sans suppuration, mais bien plutôt par la transformation de cas qui devaient être mortels en cas guérissant après une suppuration plus ou moins modifiée. C'est ainsi que nous compterons désormais à l'actif du traitement tous les cas de guérison observés pourvu que la marche de la maladie ait été réellement modifiée sous son influence.

A. Varioles confluentes chez les individus non vaccinés.

Ce sont ces cas qui mériteraient le nom de varioles confluentes vraies, et dont la gravité justifie le pronostic sévère qu'en portent les auteurs. Nous allons voir par des chiffres que notre statistique leur donne pleinement raison, et que le traitement n'a eu que bien peu d'influence dans ces cas. Nous en avons réuni 9 cas, 5 hommes et 4 femmes.

a. (Aucun de ces malades n'a été traité dès le premier jour de l'éruption.)

b. Varioles confluentes traitées à partir du deuxième jour de l'éruption. — 3 cas (1 homme et 2 femmes) ; 2 morts à la période de suppuration ; 1 guérison après suppuration.

c. Varioles confluentes traitées le troisième jour de l'é-
ruption. — 5 cas (3 hommes et 2 femmes) : 3 morts ; 2 guérisons.

Sur les 3 morts 1 à la période de suppuration, 1 au moment de la dessiccation après suppuration , et 1 après la
dessiccation, mort descarlatine. 2 guérisons après suppuration.

d. Varioles confluentes traitées le quatrième jour. — 1 seul
cas (un homme) : mort à la période de suppuration.

En résumé, sur 9 cas, le résultat se chiffre par 6 morts
et 3 guérisons dans lesquelles tout l'effet du traitement a
été de permettre aux malades d'échapper à la mort mais
non à la suppuration.

B. Varioles cohérentes-confluentes chez des individus non vaccinés.

Le résultat de la statistique est ici un peu meilleur; et
l'influence du traitement plus marquée. Il s'agit de 4 cas
dont 3 hommes et 1 femme. — Aucun d'entre eux n'a été
traité dès le premier jour, non plus qu'à partir du troisième
jour de l'éruption.

a. Malades traités à partir du deuxième jour. — 3 cas
(2 hommes et 1 femme); 1 mort à la période de suppuration ; 2 guérisons dont 1 après suppuration et 1 après suppuration incomplète.

b. En outre, le quatrième cas avait été traité *le quatrième*
jour de l'éruption et s'est terminé par la guérison après
suppuration.

En somme, sur ces 4 cas un seul peut être porté à l'actif du traitement.

Varioles cohérentes chez des individus non vaccinés.

Je n'ai réuni que 3 cas de cette catégorie. Le premier a été traité dès le premier jour de l'éruption, et s'est terminé par guérison sans suppuration. Le deuxième traité le deuxième jour a suppuré, et est mort d'une éruption d'ecthyma au cours de la convalescence de sa variole. Le troisième a eu le même sort.

En résumé, sur 16 cas de varioleux non vaccinés traités par la médication éthérée-opiacée, il y a eu 8 morts, plus 6 guérisons dans laquelle l'influence du traitement quoique notable n'a pas empêché la suppuration, et enfin 2 guérisons dans lesquelles la suppuration a été modifiée notablement par le traitement. De tels résultats sont loin d'être brillants, aussi on doit en conclure que l'influence de la médication sur les varioleux non vaccinés est infiniment moindre que sur ceux qui ont déjà été vaccinés.

§ 3. *Varioles hémorrhagiques.*

J'ai rangé dans une section à part tous les cas de variole hémorrhagiques, à cause de l'allure et de la gravité toute particulière de cette forme. Ici encore nous distinguerons deux catégories de malades, les non vaccinés, et ceux qui l'ont déjà été. Cependant il est nécessaire de faire ici une autre distinction. La variole hémorrhagique se présente sous deux formes, *la forme hémorrhagique d'emblée et la forme hémorrhagique secondaire.* Dans la première, le malade, comme le dit M. Barthélemy, victime d'une prédisposition extrêmement fâcheuse, en vertu de laquelle la prolifération de la matière virulente peut être plus rapidement complète, ou bien la résistance au virus être d'emblée insuffisante, *est anéanti en quelques heures,* C'est, comme l'ajoute le même auteur, « la mort sans phrases (1) ». La mort est tellement rapide qu'elle arrive avant l'apparition de l'éruption. Le malade succombe en deux jours de maladie sans avoir présenté d'autres symptômes qu'une fièvre intense, des hémorrhagies multiples, cutanées, muqueuses ou viscérales, et parfois un rash hémorrhagique : quand le malade résiste quelques jours de plus, l'éruption a lieu, mais elle est *retardée* jusqu'au cinquième au sixième jour.

A côté de ces cas épouvantables, et c'est le mot qui leur convient, il y a la forme hémorrhagique secondaire, dans laquelle les accidents hémorrhagiques sont consécutifs à l'éruption. Le pronostic en est bien moins grave. Ce sont des varioles confluentes chez lesquelles le deuxième ou le troisième jour de l'éruption apparaissent du purpura, des ecchymoses ou des hémorrhagies viscérales, indices d'un état très grave, mais qui n'emporte pas toujours le malade.

Nous avons appliqué à l'hôpital Saint-Antoine le traitement à un certain nombre de varioles appartenant à l'une et à l'autre de ces formes. Pas n'est besoin de dire que le résultat a été tout à fait négatif dans la première forme. Pour la seconde, le traitement a de même complète-

(1) Barthélemy. Recherches sur la variole, 181.

ment échoué chez les individus non vaccinés ; chez ceux qui avaient été vaccinés, nous avons eu quelques guérisons.

Une autre remarque est à faire ici. C'est pour les varioles hémorrhagiques que nous avons eu le plus grand nombre de malades traités dès le premier jour de l'éruption : mais, tandis que pour les autres formes, les malades qui arrivaient ainsi de bonne heure à l'hôpital étaient dans les conditions les plus favorables au succès du traitement et guérissaient tous, ceux-ci sont tous morts. Cela vient que ces cas étaient précisément des varioles hémorrhagiques d'emblée, qui arrivaient pour mourir à l'hôpital, malgré tous les traitements possibles. Voici maintenant comment se décomposent les cas que j'ai relevés.

A. Varioles hémorrhagiques chez des individus non vaccinés.

11 cas. — 11 morts. Sur ces 11 cas (6 hommes et 5 femmes), 8 étaient des varioles hémorrhagiques d'emblée et 3 des varioles hémorrhagiques secondaires.

1° 7 malades (2 hommes et 4 femmes) avaient été traités dès *le premier jour* de l'entrée à l'hôpital ; 3 sont morts avant que l'éruption fût achevée (hém. d'emblée), 3 autres sont morts après l'éruption faite, mais avant la suppuration (id.), 1 malade (hém. secondaire) est mort après suppuration et dessiccation de l'éruption.

2° 2 malades (1 homme et 1 femme) avaient été traités *le deuxième jour*. L'un avait une variole hémorrhagique d'emblée et est mort avant l'éruption achevée ; l'autre n'est mort qu'après la période du suppuration (hém. secondaire).

3° Un seul malade (1 homme) traité le *troisième jour* est

mort avant la suppuration, d'une variole hémorrhagique d'emblée.

4° Un dernier malade (1 homme) traité le *quatrième jour*, atteint d'une variole hémorrhagique secondaire n'est mort qu'à la période de suppuration.

B. Varioles hémorrhagiques chez des individus déjà vaccinés.

22 cas (9 hommes et 13 femmes) : 18 morts, 4 guérisons. Sur ces 22 cas, six seulement étaient de vraies varioles hémorrhagiques d'emblée. Les 16 autres n'ont eu des accidents hémorrhagiques qu'au cours de leur éruption. Le nombre plus grand de ces cas chez les femmes s'explique par la coïncidence souvent signalée des formes graves et hémorrhagiques de la variole chez les femmes à l'état puerpéral. Un certain nombre de ces varioles hémorrhagiques secondaires consistaient surtout en métrorrhagies à la suite d'un avortement survenant au cours d'une variole grave, comme nous le verrons plus loin.

1° 2 de ces malades (2 femmes) atteintes de variole hémorrhagique d'emblée à la suite d'avortement, traitées *le premier jour* de leur entrée, sont mortes avant que l'éruption fût achevée.

2° 7 malades (2 hommes et 5 femmes) ont été traités *le deuxième jour* : 3 malades (dont 2 femmes à l'état puerpéral) sont morts avant l'achèvement de l'éruption (var. hém. d'emblée). Un quatrième est mort à la période de suppuration (var. hém. secondaire). 3 guérisons, 3 femmes, dont deux varioles hémorrhagiques secondaires bénignes, avec une suppuration très modifiée par le traitement. La troisième (hém. secondaire après avortement) a suppuré et guéri malgré des accidents d'œdème de la glotte qui ont nécessité la trachéotomie (Cayla).

3° 5 malades (3 hommes et 2 femmes) n'ont été traités que *le troisième* jour : 1 malade (var. hém. d'emblée) est mort presque aussitôt; 1 autre est mort après suppuration complète; 2 sont morts après une suppuration incomplète et un avortement partiel de l'éruption sous l'influence du traitement; 1 a guéri sous l'influence du traitement.

4° 4 malades (2 hommes et 2 femmes) ont été traités le quatrième jour : 4 morts à la période de suppuration (var. hém. secondaires).

5° 4 malades (2 hommes et 2 femmes) ont été traités seulement le cinquième jour : 4 morts, 2 avant la suppuration, 2 au moment de la suppuration. (Tous var. hém. secondaires.)

En résumé, sur ces 22 cas, le traitement n'a eu aucun effet dans les 6 cas de variole hémorrhagique d'emblée; dans les autres il y a 4 guérisons sous l'influence du traitement, 2 cas de mort dans lesquels il avait paru agir et 10 cas de mort où il n'a rien produit du tout. C'est dire que l'action de ce traitement contre la variole hémorrhagique, quelles que soient ses formes, est bien minime.

Conclusions de cette statistique. — De cette statistique nous devions tirer des conclusions de deux ordres : les unes relatives à l'action du traitement suivant les formes cliniques de la maladie ; les autres, relatives à l'efficacité du traitement, suivant le moment où il est commencé.

Nous résumerons ces conclusions de la façon suivante :

1° L'action du traitement contre la variole chez les *indi*

vidus non vaccinés est incomparablement moindre que chez ceux qui l'ont déjà été.

2° L'action du traitement est à peu près nulle dans les cas de *variole hémorrhagique*.

3° Dans les cas de *variole confluente*, les effets du traitement se font sentir, tantôt par la guérison sans suppuration, tantôt tout au moins par une diminution non douteuse de la tendance à la suppuration.

4° Dans les cas de *variole cohérente-confluente*, on arrive à la même conclusion, avec cette différence que les guérisons sont bien plus fréquentes.

5° Dans les cas de *variole cohérente* simple, la guérison sans suppuration devient pour ainsi dire la règle sous l'influence du traitement.

6° Enfin, dans les varioles discrètes et les varioloïdes, l'emploi du traitement complet (opium et piqûres d'éther) est inutile. Le traitement interne suffit (1).

Au sujet de l'époque à laquelle doit être commencé le traitement, nos statistiques ont montré que les cas les plus nombreux de succès appartenaient à ceux qui avaient été traités dès le premier ou le deuxième jour de l'éruption. A partir du troisième jour, la proportion diminue, et devient défavorable à dater du quatrième jour, du cinquième et au delà. Il n'y a d'exception que pour les varioles hémorrhagiques, dont les cas traités dès les premiers jours sont précisément les plus graves. Tous les médecins qui se sont occupés de ce traitement de la variole sont d'accord

(1) J'avais voulu faire la statistique des cas traités par le traitement interne; mais, à part la période de tâtonnements où l'on avait expérimenté ce traitement sans succès dans les cas graves, les observations m'ont fait défaut.

sur tous ces points. Je n'ai qu'à renvoyer du reste au mémoire de M. Du Castel, au travail de M. Dreyfus-Brissac, et enfin aux notes manuscrites que m'a remises M. Cayla, résumant les conclusions de son maître, M. Gombault, et les siennes propres, pour montrer la parfaite concordance de leurs conclusions et de celles que nous venons de tirer des chiffres de notre statistique.

CHAPITRE V.

Le traitement de la variole par la médication éthérée-opiacée présente quelques inconvénients qui résultent principalement du mode d'administration de l'éther. J'ai déjà signalé les inconvénients de l'introduction de l'éther par les voies digestives. Le sirop éthéré-opiacé est d'un goût désagréable aux malades qui le vomissent souvent. En outre, la difficulté de maintenir à un titre constant la solution d'éther, et l'absorption trop lente du médicament par les voies digestives en font un agent d'une efficacité douteuse.

Les plus grands inconvénients résultent de l'administration de l'éther sous forme d'injections sous-cutanées. La douleur provoquée par la piqûre, et qui parfois cause une certaine appréhension aux malades, est toujours passagère et facilement supportée. Cependant, quelques varioleux paraissent avoir une conscience immédiate du bien-être que les injections d'éther leur procurent.

Voici comment M. Du Castel signale ce fait : « Un jeune homme, écrit-il, atteint d'une variole suppurée, réclamait avec avidité ces injections, disant qu'elles lui produisaient l'effet d'*une bonne goutte*. Une femme, arrivée aussi à la période de suppuration, déclarait qu'après les injections elle se sentait du sang dans les veines » (1).

En effet, le premier résultat des injections sous-cutanées d'éther est une anesthésie locale due au contact direct des éléments nerveux avec le sang éthéré. Cette anesthésie se produit d'abord au point où a été faite l'injection, de là elle se propage dans la direction du courant sanguin (2).

C'est ainsi que s'explique le bien-être général succédant rapidement à la petite douleur de la piqûre.

Les accidents locaux causés ultérieurement par les injections d'éther sont bien plus importants. Il est nécessaire de nous y arrêter. Voici quels sont ces accidents par ordre de gravité :

1° Ecchymose cutanée au lieu même de la piqûre.

2° Induration inflammatoire du tissu cellulaire sous-cutané.

3° Abcès du derme et du tissu sous-dermique s'ouvrant au dehors.

4° Eschare superficielle du derme se terminant par élimination avec perte de substance.

5° Enfin, suppuration profonde, donnant lieu à de vastes abcès quelquefois même à des phlegmons diffus qui ont entraîné la mort.

Comme accidents plus rares je dois signaler des paralysies musculaires comme celles qu'a observées M. Arnozan, professeur agrégé à la Faculté de médecine de Bordeaux.

Il m'a paru intéressant de rechercher la cause de ces accidents locaux. A cet effet, mon excellent collègue M. Mon-

(1) Du Castel. Bull. de thérap. 1881, p. 245.
(2) Mlle Ocounkoff. Thèse de Paris 1877, p. 20.

Bucquet.   5

nier, interne des hôpitaux, a bien voulu faire au laboratoire de l'hospice d'Ivry quelques expériences sur les animaux dont les résultats vont trouver leur place ici.

Il existe chez les varioleux une prédisposition spéciale en vertu de laquelle ces accidents sont beaucoup plus fréquents à la suite des injections d'éther que chez les autres malades; cette prédisposition tient d'abord à la tendance que possède la variole à faire naître des suppurations dans les tissus de l'économie; en second lieu, au gonflement des membres et à la distension de la peau qui en résulte chez les varioleux. Cette distension de la peau fait qu'il est souvent très difficile d'y faire un pli pour y enfoncer l'aiguille; il arrive alors que celle-ci ne fait que pénétrer entre le derme et la couche de Malpighi, sans arriver au tissu cellulaire.

On peut faire les injections sous-cutanées de trois façons :

1° En enfonçant l'aiguille dans l'épaisseur du derme seulement : ce qui est la pratique la plus défavorable.

2° En enfonçant l'aiguille dans le tissu cellulaire souscutané en faisant un pli à la peau, ce qui est le procédé ordinaire.

3° En enfonçant l'aiguille perpendiculairement. dans les tissus de façon à traverser la peau et le tissu cellulaire pour pénétrer dans les tissus sous-jacents : c'est le procédé recommandé par M. Du Castel, qu'avait mis en pratique mon excellent collègue Delotte, et qui est encore employé dans le service de Saint-Antoine.

Nous allons étudier les inconvénients de chacun de ces procédés.

A. *Piqûres intra-dermiques.* — Les piqûres dans l'épaisseur du derme ne se font guère que grâce à un procédé opératoire défectueux. Les accidents qu'elles entraînent sont les suivants : d'abord une ecchymose au point de la piqûre, puis une eschare superficielle qui s'élimine en laissant une perte de substance longue à guérir.

Les deux expériences suivantes faites par M. Monnier rendent bien compte du mécanisme de ces accidents.

Expérience n⁰ 1. — Jeune lapin de 6 semaines environ. Le 8 décembre 1882, injection d'une seringue de Pravaz pleine d'éther *dans l'épaisseur du derme* sur la surface externe de la cuisse gauche.

Le 11 décembre. Induration au point de l'injection.

Le 17. Vaste eschare de la peau, glabre et parcheminée à la surface, de 5 cent. sur 3.

Le 19. L'animal est sacrifié. La peau n'adhère aux tissus profonds qu'en un point très limité au centre de l'eschare, par un tissu cellulaire enflammé et induré. La peau est dure, parcheminée, très épaissie : Sur une coupe on constate, *dans l'épaisseur du derme*, une collection purulente étendue dans le sens ou a été poussée l'injection, correspondant à toute la partie sphacélée.

Expérience n⁰ 2. — Sur le même lapin le 19 décembre, avant de sacrifier l'animal, on pratique une injection intra-dermique dans les mêmes conditions. 35 minutes après, au moment de l'autopsie, on ne trouve au lieu de l'injection qu'un peu d'emphysème dans le tissu cellulaire, immédiatement sous-dermique, ainsi qu'une arborisation assez intense des capillaires de la peau.

La deuxième expérience est peu concluante. L'injection d'éther n'avait produit que très peu d'accidents immédiats. Dans la première nous avons pu constater que l'eschare superficielle résultait d'une inflammation suppurative développée dans l'épaisseur du derme, sans se prolonger très profondément, nous devons donc en conclure que les injec-

tions d'éther ne doivent jamais être faites dans l'épaisseur
du derme, sous peine de voir se développer des eschares
très longues à guérir.

B. *Injections dans le tissu cellulaire cutané.* — Cette seconde manière de procéder est la plus employée. Cependant
chez les varioleux elle a donné lieu assez souvent à des
accidents, dont les plus fréquents sont des abcès du tissu
cellulaire, et quelquefois des eschares. Nos expériences
sur des lapins nous ont donné des résultats analogues.

Expérience n° 3. — Jeune lapin de 6 semaines environ. Le 8 décembre 1882, injection d'une seringue de Pravaz d'éther dans le tissu cellulaire sous-cutané de la face externe de la cuisse droite.

Le 17 décembre. Vaste eschare de 7 cent. sur 4, sur la face externe
de la cuisse.

Le 19. *Autopsie.* — Escharre sèche, glabre, surface parcheminée. La
peau est adhérente aux tissus sous-jacents dans une étendue presque
égale à celle de l'eschare ; l'inflammation du tissu cellulaire ne dépasse
pas l'aponévrose d'enveloppe des muscles.

Pas de collection purulente dans l'hypoderme.

Expérience n° 4. — Sur le même lapin, avant de sacrifier l'animal,
injections sous-cutanées dans les mêmes conditions le 19 décembre; au
moment de l'autopsie, une heure et demie après, congestion très intense
du tissu cellulaire, et sang extravasé. Emphysème du tissu cellulaire
assez considérable.

On voit d'après ces expériences que l'irritation produite
par l'éther dans le tissu cellulaire sous-cutané peut entraî-
ner non seulement l'inflammation suppurative de ce tissu,
mais encore des eschares des téguments. Ces accidents
ont été observés plusieurs fois chez les varioleux, c'est
pourquoi M. Du Castel et après lui MM. Dreyfus-Brissac
et Gombault ont donné la préférence aux injections faites

plus profondément encore dans la masse musculaire
même.

C. *Injections dans la profondeur des tissus.* — Voici ce
qu'écrivait M. du Castel sur cette manière de faire les injections : « Je ne saurais trop insister, dit-il (1), sur la nécessité de pousser profondément les injections d'éther.
Mon interne, M. Delotte, avait adopté une manière d'agir
que je crois excellente. Il faisait les injections dans la
cuisse, à la partie antérieure ou à la partie externe, en
ayant soin d'introduire, presque perpendiculairement au
membre la totalité de l'aiguille, pour que l'injection péné-
trât profondément dans les tissus. Je ne crois pas avoir jamais observé d'eschare quand les injections furent faites
par lui. »

Ceci n'est parfaitement vrai qu'à la condition de faire
les piqûres dans une région abondamment pourvue de
muscles et de tissu cellulaire, et de plus éloignée de tout
organe important, comme la face externe de la cuisse, ou
la fesse ainsi que M. Gombault le fait faire en ce moment
dans le service de Saint-Antoine.

Dans d'autres régions moins favorables, aux bras, à la
face interne des cuisses, nous avons observé des phlegmons très graves. C'est en procédant de cette façon sur la
face postérieure de l'avant-bras que M. Arnozan a observé
des paralysies des extenseurs. Ce procédé n'est pas toujours innocent.

Voici ce que m'écrivait M. Cayla au sujet de ces injections profondes :

(1) Du Castel. Gazette hebdomadaire 1882, p. 576.

« Quoique les injections aient été faites en plein tissu musculaire, nous avons eu plusieurs fois l'occasion d'avoir des abcès dont l'origine ne saurait être douteuse. Ils siégeaient, en effet, au lieu où l'on pratiquait les piqûres (face externe de la cuisse). Dans l'un de ces abcès, il nous a été donné de percevoir la crépitation gazeuse très manifeste : l'incision donna issue à un liquide roussâtre et à des gaz qui pour nous ne pouvaient provenir que de la seringue à injections. En effet, les gaz dans les abcès sans ouverture des téguments ne se rencontrent guère que dans les phlegmons diffus désignés sous le nom de gangrène foudroyante d'œdème purulent aigu, etc. Or, ici, rien de semblable ; il s'agissait tout simplement d'un abcès circonscrit venant s'ouvrir à la face interne de la cuisse » (1).

Voulant voir quels accidents pourraient résulter d'injections d'éther poussées sans précautions dans la profondeur d'un membre, j'ai fait, de concert avec M. Monnier des expériences de ce genre sur des lapins : nous avons observé de la paralysie complète dans un cas, une gangrène totale du membre dans l'autre, à la suite d'injections poussées dans le voisinage du paquet vasculo-nerveux du membre.

Expérience n° 5. — Lapin âgé de 6 semaines. Le 8 décembre 1882, injection d'une seringue d'éther dans l'épaisseur des muscles de la jambe gauche.

Le 11 décembre, Patte gauche gonflée, œdématiée; refroidissement local.

Le 14. Gangrène humide de tout le membre postérieur gauche au-dessus de la piqûre. Le membre est énorme, absolument insensible, et pourtant il saigne à la piqûre d'un scalpel. Contracture des fléchisseurs des orteils; la jambe est devenue rectiligne et l'animal marche sur le dos de la patte.

Le 17. Formation d'un sillon éliminateur au tiers inférieur de la

(1) Cayla, Communication inédite.

jambe gauche. Toute la partie au-desssus est sphaçélée, comme entou-
rée d'une sorte de manchon parcheminé. Mort le 18 décembre.

Autopsie, le 19. — Gangrène de toute la moitié inférieure du membre
postérieure gauche, qui à la coupe tient le milieu entre la gangrène
sèche et la gangrène humide.

A la partie non sphacélée existe une vaste collection purulente profonde qui a envahi toute la partie postérieure de la cuisse. Ce foyer
purulent entoure complètement le paquet vasculo-nerveux au-dessus du
creux poplité. A cette hauteur dans l'artère fémorale. on trouve *un
caillot* remplissant toute la lumière de l'artère. La cuisse de la gangrène du membre parait donc être ce caillot occasionné par la compres-
sion de l'artère au niveau du foyer purulent.

Voici maintenant la seconde expérience:

Expérience n°6. — Lapin de grande taille pesant 3 kil. Le 19 décembre
1882 : 1° injection d'éther intra-musculaire à la face postérieure de
la cuisse droite, au voisinage du sciatique; 2° à gauche, deux autres injections intra-musculaires sur la face externe de la cuisse et de
la jambe.

Le 20. *Paralysie des deux membres postérieurs.*

Le 21. *Contracture.*

Le 24. Paralysie complète du train postérieur; les deux membres
sont dans l'extension et en *contracture* manifeste. Induration au niveau
des piqûres des deux côtés.

Le 27. A la paralysie des deux membres postérieurs a succédé une
contracture complète qui les maintient dans l'extention forcée. A droite
toute la face postérieure et externe de la cuisse est le siège d'une
eschare dure et très large. Mort le 30 décembre.

Autopsie. — A — à gauche. Les muscles de la région postérieure du
membre sont indurés et ressemblent à du tissu lardacé. Dans le creux
poplité collection purulente englobant le paquet vasculo-nerveux. B — à
droite. Œdème de tout le membre avec un point de sphacèle de la peau.
Dans le creux poplité comme du côté opposé, le nerf et les vaisseaux
sont englobés dans une masse inflammatoire. A ce point le tronc du
nerf présente une petite tache jaune que le grattage détache; plus haut
il paraît aussi altéré.

Dans ces deux observations nous voyons des collections
purulentes profondes venant comprimer le paquet vas-

culo-nerveux et occasionnant dans un cas la gangrène du membre par oblitération artérielle, dans l'autre des paralysies suivies de contractures par inflammation du tronc du nerf.

Tout autre cependant est la paralysie consécutive aux injections d'éther qu'a observée M. Arnozan. Voulant expérimenter le traitement de M. du Castel dans son service de varioleux à Bordeaux, il avait prescrit de faire les injections, en enfonçant l'aiguille perpendiculairement et jusqu'à la garde dans la peau de la face dorsale de l'avant-bras. Sur quatre malades ainsi traités, il observa des paralysies des groupes musculaires voisins. Voici le résumé des observations que M. Arnozan a bien voulu me communiquer (1).

OBSERVATION I (Résumée. Arnozan, Jour. de méd. de Bordeaux).

Varioloïde chez une femme de 21 ans guérie normalement.

Le 12 septembre 1881. Deux injections d'éther sur la face postérieure de l'avant-bras, au voisinage du bord cubital.

Le 13 au matin, M. Arnozan constata une paralysie des extenseurs des trois derniers doigts de la main gauche.

Un mois après, le 15 octobre, la paralysie est aussi étendue que le premier jour. Paralysie complète des extenseurs des trois derniers doigts, paralysie incomplète de ceux de l'index et du pouce. Abolition de la contractilité faradique de ces mêmes muscles ; contraction de ces muscles sous l'influence d'un courant continu. Sensibilité intacte. Comme troubles trophiques, diminution de 1 cent. dans la circonférence de l'avant-bras gauche par rapport au droit.

Guérison à la suite des séances répétées d'électrisation à l'aide des courants continus.

(1) Ces quatre observations ont été publiées en détail par M. Arnozan dans le Journal de médecine de Bordeaux du 11 juin 1882, p. 526 et suivantes.

Observation II (Résumée. Arnozan, Jour. de méd. de Bordeaux).

Variole hémorrhagique chez une femme de 24 ans.

Le 24 septembre 1881. Une injection d'éther à la face dorsale de l'avant-bras gauche : quelques minutes après, paralysie partielle des extenseurs du médius de l'annulaire de ce côté. La malade mourut le lendemain, et l'autopsie n'a pu être faite.

Observation III (Résumée. Arnozan, Jour. de méd. de Bordeaux).

Variole confluente chez une femme de 33 ans.

Injections d'éther les 8, 9, 10 septembre 1881 dans les mêmes conditions; le 19 septembre, seulement, paralysie complète des extenseurs des trois derniers doigts de la main gauche, à la main droite, paralysie des extenseurs de l'index, du médius et du petit doigt. Un mois après, les mouvements volontaires sont revenus à la main droite; à la main gauche, guérison plus tardive encore sans traitement.

Observation IV (Résumée. Arnozan, Journ. de méd. de Bordeaux).

Variole confluente grave chez un garçon de 17 ans.

Les 14, 15 et 16 septembre 1881. Injections d'éther à l'avant-bras gauche, à l'avant-bras droit, puis à la la cuisse gauche. Paralysie des extenseurs à gauche seulement du médius et de l'annulaire, à droite des trois derniers doigts. Perte de la contractilité à l'excitation faradique du tronc du radial. Guérison spontanée au mois de décembre 1881.

M. Arnozan voit dans ces paralysies des analogies très grandes avec certaines paralysies périphériques du facial, par exemple: suppression ou diminution de l'excitabilité faradique, augmentation de l'excitabilité galvanique de dégénérescence, retour du mouvement volontaire avant celui de l'excitabilité faradique. D'après ces analogies cliniques, il lui semble que ces paralysies résultent plutôt d'une altération des nerfs que d'une simple lésion des muscles. Dans ces cas, il y aurait une lésion des terminaisons nerveuses dans les muscles réagissant sur les troncs nerveux.

Nous n'avons point observé dans le service de Saint-Antoine de phénomènes analogues; et M. Cayla m'écrivait n'en avoir jamais observé non plus. Les paralysies que nous avons observées chez des lapins, M. Monnier et moi, ont une tout autre origine, puisque le tronc du nerf était lui-même intéres sé directement, tandis qu'ici il n'y aurait guère de lésé que les terminaisons nerveuses dans les muscles.

En résumé, les injections intra-musculaires d'éther ne sont pas sans danger. Elles peuvent produire, pour peu qu'elles soient faites au voisinage d'un organe important, des abcès ou des phlegmons profonds, quelquefois gangréneux (exp. 5 et 6). Elles ont pu en intéressant directement un tronc artériel ou un tronc nerveux, amener de la gangrène d'un membre ou des paralysies suivies de cantractures (exp. 5 et 6). Enfin, en agissant uniquement sur les terminaisons des nerfs, elles ont causé des paralysies comme celles qu'à observées M. Arnozan.

Nous devons tirer de tout ceci cette conclusion, que les injections d'éther dans les tissus profonds doivent être faites chez les varioleux dans des régions sans danger, comme la fesse et la cuisse, en ayant soin de prendre la précaution de pousser l'injection le plus lentement possible. C'est ainsi qu'on évitera ces accidents qui à un moment donné peuvent devenir un inconvénient assez grave pour compromettre le succès du traitement.

OBSERVATIONS.

Ne pouvant publier ici toutes les observations que j'ai recueillies dans le service de Saint-Antoine et aux autres sources que j'ai indiquées, j'ai dû faire un choix parmi les plus complètes et les plus intéressantes. Je suivrai ici le même ordre que j'ai adopté pour faire la statistique du chapitre IV, commençant par les observations des malades déjà vaccinés.

I. *Observations de varioles confluentes chez des individus déjà vaccinés.*

OBSERVATION I (Delotte).

Variole confluente chez un garçon de 17 ans déjà vacciné, traité le deuxième jour de l'éruption. Dessiccation sans suppuration le septième jour de l'éruption.

B... (Louis), 17 ans, journalier, déjà vacciné. Eruption le 7 octobre 1881 ; début de la maladie le 4.

Le 8. Variole confluente, éruption absolument confluente sur la face, papules très petites, très nombreuses, non séparées par des intervalles de peau saine. L'éruption est moins abondante sur les membres et sur le tronc. T. 40°,2, le soir (fièvre d'éruption).

Traitement complet 2 piqûres, opium 0,20 centigr.

Le 9. Chute de la température à 38°,2, même état ; même traitement.

Le 10. T. 37°; même traitement.

Le 11. Quelques vésicules paraissent louches, pas de mal de gorge, cependant éruption assez abondante sur le voile du palais; pas de fièvre: 3 piqûres d'éther, opium 0,25 centigr.

Le 12. Commencement de dessiccation de la face, de même sur les mains et la poitrine ; pas de suppuration,pas de fièvre:3 piqûres,opium 0,25 centigr.

Le 13. *Dessiccation complète,* suivant le mode corné.Sur les membres les vésicules qui contenaient un peu de liquide séro-purulent sont desséchées. L'éruption pharyngée a disparu. La convalescence est retardée par une éruption d'ecthyma.

OBSERVATION II (personnelle).

Variole confluente avec teinte ecchymotique de l'éruption chez un jeune homme de 28 ans déjà vacciné, traité le deuxième jour de l'éruption, dessication san suppuration le neuvième jour.

T... (Louis), 28 ans, garçon marchand de vin, déjà vacciné. Eruption le 8 mars 1881; début le 4 mars.

Le 9. Variole confluente, éruption papuleuse absolument confluente à la face ; sur les membres, moins sérrée, avec teinte ecchymotique ne s'effaçant pas à la pression ; état général grave, délire. Traitement, 2 piqûres d'éther, opium 0,30 centigr., perchlorure de fer.

Le 10. Même état grave, délire : même traitement.

Le 11. Délire, opium 0,30.

Le 12. Apparition de vésicules qui restent petites et peu remplies de liquides, sur un fond hémorrhagique : même traitement, opium 0,20 c. seulement.

Le 13. Commencement de dessiccation à la face sans suppuration.

Le 15. Dessiccation presque complète sur la face d'après le mode corné, très avancé sur le reste du corps.

Le 16. Guérison complète, cessation du traitement.

Quinze jours après, au moment de la sortie du malade,sur la face très peu de marques, papules, tubercules un peu saillants en quelques points.

OBSERVATION III (personnelle).

Variole confluente chez un garçon de 19 ans déjà vacciné, traité le deuxième jour de l'éruption, suppuration incomplète, dessication le onzième jour.

B... (Charles), 19 ans, employé, déjà vacciné. Début de la maladie 29 mars 1881. Eruption le 2 avril.

Le 3. Eruption encore papuleuse absolument confluente sur la face. T. 39°,6, traitement complet, 2 piqûres, opium 0,20.

Le 4. Quelques vésicules apparaissent sur la face : même traitement.

Le 6. Les vésicules sont petites, pleines de liquide, non ombiliquées. Eruption pharyngée, mal de gorge ; même traitement.

Le 7. Commencement de suppuration sur la face, sur le front, sur le nez, et une partie des joues, pas de fièvre de suppuration : même traitement.

Le 8. Sur la face l'éruption est en suppuration; cependant sur le front quelques pustules se déssèchent, même traitement.

Le 9. Desssiccation complète sur la face, croûtes épaisses aux points qui ont suppuré. En d'autres points les vésicules restent stationnaires contenant du liquide louche ; d'autres, enfin, sont tout à fait desséchées.

Le 11. Guérison: cessation du traitement.

OBSERVATION IV   (Delotte).

Variole confluente chez un homme de 33 ans, vaccination douteuse, traitée le troisième jour de l'eruption. Guérison après suppuration.

D... (Adrien), 33 ans, facteur, vaccination douteuse. Eruption le 15 juin 1881, au soir.

Le 17. Variole confluente sur la face et surtout le reste du corps, éruption encore papuleuse. Etat général très grave, agitation, délire.

Traitement complet 2 piqûres opium 0,20.

Le 18. Apparition des vésicules. Les vésicules sont petites, rouges, confluentes sur la face, modérées sur le reste du corps. Eruption pharyngée peu considérable. Salivation abondante, un peu de gonflement de la face: même traitement.

Le 20. Commencement de suppuration sur la face, gonflement considérable de la face. Même traitement.

Le 21. Suppuration complète sur la face et sur tout le corps, fièvre de suppuration. Même traitement.

Le 22. Sur la face, suppuration. Papier (Joseph). Température élevée. Même traitement.

Le 24. Commencement de dessiccation sur la face par affaissement des larges pustules. Même traitement.

Le 26. Dessiccation complète. Croûtes sur la face. Sur le corps quelques vésicules se sont flétries sans suppurer. Suppression du traitement.

La convalescence a été retardée par une éruption d'ecthyma.

Observation V (personnelle).

Variole confluente chez une femme de 39 ans déjà vacccinée, traitée le troisième
jour, guérison le septième jour sans suppuration.

D.... (Emilie), 39 ans, blanchisseuse, vaccinée.

Début de la maladie. le 6 avril 1881. Eruption le 9. Eruption par
poussées successives qui n'est complète que le 11. — 11 au matin. Eruption absolument confluente, déjà vésiculeuse en partie. Délire, agitation. Trait. complet. 2 piq. opium 0,15.

Le 12. Même état. Vésiculation complète. Les vésicules restent petites. Même traitement.

Le 14. Quelques vésicules sur la face commencent à se flétrir sans
suppurer. Celles sur le corps restent petites et mal développées. Même
traitement.

Le 15. Dessiccation complète sur tout le corps, sans suppuration,
suivant le mode des petites papules sèches. Suppression du traitement.

Observation VI (personnelle).

Variole confluente chez un jeune homme de 21 ans déjà vacciné, traitée le troisième jour de l'éruption, suppuration partielle sur la face, dessiccation et
avortement de l'éruption sur le reste du corps.

A.... (Amilcar), 21 ans, serrurier, vacciné.

Début le 24 mars 1881. Eruption le 29 mars.

Le 31. Eruption confluente à la face et sur les mains. Etat général
grave. Trait. 2 piq. opium 0,20.

1 avril. Dysphagie. Eruption pharyngée. Même traitement.

Le 2. Le malade avale mieux. Un peu de gonflement de la face et
d'œdème des paupières. Vésicules assez nombreuses et bien remplies.
Même traitement.

Le 3. Bouffissure de la face. Commencement de suppuration à la face,
suppuration sur la figure, le nez, le front ; mais, sur le reste du visage
et sur le tronc, les vésicules restent petites et peu développées.

Le 5. L'éruption a avorté en partie ; dessiccation complète suivant le
mode corné sur la face, sauf sur le front et le nez, où il y a eu suppuration.

Pas de suppuration sur le reste du corps. Pas de fièvre de suppuration. Il reste quelques pustules sur les mains.

Le 7. Guérison complète. Suppression du traitement.

Observation VII (Delotte).

Variole confluente chez un homme de 29 ans déjà vacciné *et revacciné*, traitée seulement le quatrième jour, guérison sans suppuration de la variole. Mort d'une éruption d'ecthyma.

R..., homme d'équipe, 29 ans, vacciné dans l'enfance, et revacciné une deuxième fois avec succès, il y a sept ans.

Début le 4 septembre 1881. Eruption le 6 septembre.

Le 9. Variole confluente. Le malade arriva en pleine vésiculation. Etat général grave. Traitement 3 piq., 8 cuillerées de sirop d'opium.

Le 10. Les vésicules commencent à prendre une teinte louche; elles forment une nappe uniforme sur le front. Cependant le malade est plus calme, il souffre moins de la gorge; éruption modérée sur le voile du palais. Même traitement.

Le 12. Commencement de dessiccation sans suppuration. Sur la face dessication suivant le mode corné. Sur les membres même dessiccation. Sur le tronc, pas de suppuration, certaines vésicules n'entrent pas encore en dessiccation, et restent avec une apparence louche. Mais, en les piquant, on constate que leur contenu est encore limpide.

Le 13. Dessication complète de la variole.

Le même jour. Frissons, fièvre. Température élevée entre 39,8 et 41° les jours suivants. Etat général très grave; éruption généralisée d'ecthyma.

Mort le 16 septembre à la suite de ces accidents.

Observation VIII (Delotte).

Variole confluente, chez un femme de 21 ans, traitée le quatrième jour, guérison le onzième jour sans suppuration.

D.... (Augustine), 21 ans, journalière, vaccinée.

Début le 13 ou le 14 août 1881. Eruption le 17 août.

Le 20. Variole confluente sur la face et sur tout le corps; éruption confluente, déjà vésiculeuse, mais vésicules petites, comme miliaires. Traitement complet. 2 piq., 6 cuillerées de sirop d'opium. Temp. 39°6 le soir.

Le 21. Sur la face, les vésicules du pourtour du nez et du milieu du front commencent à suppurer. Sur le reste du corps, elles sont seulement un peu louches. Chute de la température. Même traitement.

Le 22. Les papules sur le corps ont disparu en partie, il n'y en a qu'un petit nombre qui soient devenues vésicules. Même traitement.

Le 25. Commencement de dessication sur la face, sans fièvre de suppuration. Dessiccation suivant le mode corné (petits tubercules avec croûtes accuminées). Sur le reste du corps, petites vésicules nacrées. (Gouttes de cire vierge.) Leur contenu est du liquide à peine louche. Même traitement.

Le 27. Dessiccation complète. Suppression du traitement.

Le 30. Desquamation tuberculeuse papuleuse sur les membres et le tronc, affaissement de l'épiderme des anciennes vésicules.

Observation IX (Delotte).

Variole confluente chez un garçon de 19 ans déjà vacciné. Traité le quatrième jour, guérison après suppuration sur la face, incomplète sur le corps.

Eruption dans la nuit du 16 au 17 juin 1881.

Le 17. Rash occupant les aines et la partie inférieure de l'abdomen. Température très élevée.

Le 20. Eruption papulo-vésiculeuse, confluente sur la face et sur les mains. Vésicules petites et mal développées. Dyspnée toxique, toux légère, langue pâteuse, légèrement noirâtre, saignée de 300 gr. Trait. complet. 2 piq., opium 0,25.

Le 21. Les vésicules ont grossi, elles contiennent un liquide un peu louche. Même traitement.

Le 22. Le rash a disparu. Les vésicules sont bien développées, surtout sur les membres. A la face, éruption confluente. Pas de dysphagie. Pas de gonflement de la face, des mains ou des pieds. Salivation faible. Même traitement.

Le 23. Commencement de suppuration à la face. Vésicules toujours petites. Même traitement.

Le 25. Suppuration sur les membres et le tronc, mais peu avancée. Commencement de dessiccation à la face. Même traitement.

Le 26. Croûtes sur la face par dessiccation des pustules, teinte louche, blanchâtre, des vésicules du tronc et des membres. Elles n'ont pas l'aspect de pustules franchement suppurées, et contiennent une sérosité opalescente tout au plus.

Le 28. Dessication sur la face, chûte des croûtes sur d'autres points du corps; à côté de croûtes résultant d'une pustule, on voit des vésicules flétries, ratatinées, contenant tout au plus de la sérosité louche. Suppression du traitement.

La convalescence a été retardée par une éruption d'ecthyma.

II. *Observations de varioles cohérentes confluentes chez des individus déja vaccinés.*

OBSERVATION X (personnelle).

Variole cohérente-confluente chez un jeune homme de 26 ans déjà vacciné, traité le premier jour de l'éruption, dessiccation le cinquième jour sans suppuration.

Tout le Monde (Ernest), âgé de 26 ans, employé, déjà vacciné.

Début le 19 avril 1881. Eruption le 23 avril.

Entré à l'hôpital le jour même, avant que l'éruption soit complète. Fièvre, état général assez grave. Traitement complet. 2 piq., opium 0,20.

Le 24. L'éruption est achevée. Cohérente confluente sur la face presque confluente, elle est papuleuse, mais avec des intervalles de peau saine. Chute de la fièvre. Continuation du traitement.

Le 25. Vésiculation incomplète. Même traitement.

Le 26. Dessiccation de la face, par petites papules sèches. Même traitement.

Le 27. Dessiccation complète, sans suppuration sur la face, par petites papules, tubercules, sur les membres suivant le mode corné. Suppression du traitement.

Pendant la convalescence, abcès de la cuisse, suite des piqûres d'éther.

OBSERVATION XI (Delotte).

Variole cohérente-confluente chez un garçon de 18 ans déjà vacciné, traitée le deuxième jour de l'éruption, guérison sans suppuration le septième jour.

P... (Paul), 18 ans, mecanicien, vacciné dans l'enfance.

Début de la maladie, le 14 octobre 1881. Eruption le 18.

Le 19. Eruption cohérente-confluente encore papuleuse. Fièvre. Agitation.

Bucquet.

Traitement complet. 2 piqûres. 8 cuillerées de sirop.

Le 21. Eruption abondante dans l'arrière-bouche. Un peu de mal de gorge. Vésiculation complète sur la face. Les vésicules sont assez larges et déjà pleines d'un liquide louche. Température élevée. Même traitement.

Le 22. Commencement de dessiccation, sur la face formation de quelques croûtes, sur le corps l'éruption a avorté. Même traitement.

Le 23. Ascension brusque de la température à 39º,4. Eruption d'ecthyma.

Le 24. Dessiccation complète de l'éruption variolique sans suppuration véritable. Suppression du traitement. Etat général assez grave à cause de l'éruption d'ecthyma.

Le 27. Guérison de l'ecthyma.

OBSERVATION XII (personnelle).

Variole cohérente-confluente chez une femme de 27 ans déjà vaccinée, traitée e deuxième jour par le traitement interne et le troisième par le traitement complet ; guérison le septième jour après une suppuration très incomplète de la face.

H... (Thérèse), 27 ans, domestique, déjà vaccinée.

Début le 24 mars 1881. Eruption le 27 mars.

Le 28. A son entrée, variole seulement cohérente sur la face et sur le tronc; éruption encore papuleuse. Traitement interne, pot. éthéré-opiacée.

Le 29. Un épitaxis dans la nuit. Agitation. L'éruption devient vésiculeuse, elle est maintenant cohérente–confluente. Traitement complet. 2 piqûres. Opium, 15.

Le 30. Bouffissure de la face. Dysphagie, température élevée 39º. Même traitement.

Le 31. Température 38,2. Œdème des paupières, les vésicules sont bien remplies de liquide transparent, mais restent petites.

1er avril. Sur la face un certain nombre de vésicules ont suppuré, mais il n'y a pas de fièvre de suppuration, *la température est tombée à* 37, 6. Sur le corps au contraire les vésicules commencent à se flétrir. (2 petites eschares à la face interne de la cuisse droite).

Le 2. Dessiccation complète de l'éruption, les vésicules sur tout le corps et sur la plus grande partie de la face ont avorté et se sont flétries, sans entrer en suppuration. Celles qui ont suppuré sur la face sont déjà croûteuses. Suppression des piqûres. Traitement interne 4 cuillerées de sirop éthéré-opiacé.

Le 5. Suppression du traitement. La convalescence est retardée par les eschares des cuisses.

Observation XIII (M. Demars, interne du service des varioleux pendant l'année 1883, service de M. Gombault).

Variole cohérente-confluente, avec teinte ecchymotique de l'éruption, chez un homme de 26 ans déjà vacciné, traitée le troisième jour, suppuration incomplète, guérison.

O... (Jules), âgé de 24 ans, vacciné.

Ce malade est syphilitique et avait au commencement de sa maladie, du psoriasis palmaire.

Début de la maladie le 20 décembre 1882. Eruption le dimanche 24 décembre.

Le 26. Variole cohérente-confluente, sur la face, éruption encore papuleuse très intense, sur le tronc et sur les membres, très intense aussi. Etat général grave. Délire alcoolique. Température élevée. 2 piqûres d'éther. Opium 0,20 cent.

Le 27. Délire persistant, apparition des vésicules sur la face et le tronc. Même traitement.

Le 28. Les vésicules prennent sur la face et sur certains points du tronc, une teinte ecchymotique, 3 pipûres d'éther. Opium 0,30.

Le 29. Gonflement énorme de la face. Même état. Même traitement.

Le 30. Sur la conjonctive de l'œil droit une petite pustule sans gravité. Même traitement.

Le 31. Commencement de suppuration à la face. Masque mellycérique. Fièvre de suppuration, température élevée. Même traitement.

1er janvier 1883. Pas de suppuration sur le reste du corps. La température reste élevée. Même traitement.

Le 3. Commencement de dessication à la face. Sur le tronc dessication sans suppuration. Traitement. 3 piqûres. Opium 0,20.

Le 4. Chute de la température de 39,2 à 37,8, dessiccation complète sur la face et le tronc.

Le 5. La température remonte. Complications pulmonaires.

Le 7. La température descend encore une fois, hier a eu lieu une véritable crise de diarrhée qui a accompagné la chute de la fièvre.

Dessication de l'éruption. — Sur la face il y a eu suppuration complète, la dessiccation s'est faite par croûtes larges comme à l'état normal. Sur les membres, la plus grande partie des vésicules ont desséché sans passer par la suppuration. Dessiccation suivant le *mode corné*, ressemblant à l'élytre du hanneton.

Les jours suivants, au moment de la deuxième peussée de fièvre, il y a eu une sorte de *suppuration secondaire*, sur les membres donnant lieu à des croûtes ressemblant à des croûtes d'ecthyma, de pemphygus, quelques-unes mêmes sont étagées comme celles du rupia. Ces croûtes présentent une tendance à s'étendre par un travail d'ulcération serpigineuse. Le malade est encore en traitement. Ce malade présente donc côte à côte deux modes de dessication de l'éruption différents.

OBSERVATION XIV (Delotte).

Variole cohérente-confluente chez un homme de 35 ans vacciné, traitée le troisième jour par le traitement interne seulement et le quatrième jour par le traitement complet, guérison sans suppuration le sixième jour.

L... (Eugène), 35 ans, chaisier, vacciné.

Phénomènes d'invasion le 12 août 1881. Eruption le 14 août.

Le 15. A l'entrée à l'hôpital, variole cohérente-confluente, éruption déjà complète, traitement interne, potion éthérée opiacée.]

Le 16. Eruption vésiculeuse. Vésicules très irrégulières comme volume, les unes miliaires, quelques-unes volumineuses, la plupart pourtant petites. Eruption pharyngée. Dysphagie. Température 39,4. 2 piqûres d'éther. 8 cuillerées de sirop d'opium.

Le 17. Léger gonflement de la face, chute de la température, de 39,4 à 37,3 le matin. Même traitement.

Le 18. La dessication commence déjà sur la face, les vésicules deviennent pustuleuses et presque aussitôt croûteuses. Elles sont plutôt grises que jaunes. Le liquide qu'elles contiennent est séreux à peine suppuré. Pas de fièvre de suppuration.

Le 20. Dessiccation par petites croûtes acuminées sur tout le corps. Suppression du traitement.

La convalescence est entravée par une éruption d'ecthyma, guérie rapidement.

III. *Observations de variole cohérente chez des individus déjà vaccinés.*

Nota. — Je ne publierai qu'un très petit nombre de ces

observations, qui se ressemblent pour ainsi dire presque toutes.

OBSERVATION XV (Delotte).

Variole cohérente chez un jeune homme de 24 ans vacciné, traitée le deuxième jour de l'éruption, dessication sans suppuration le septième jour.

V... (Jean), 24 ans, plombier, vacciné.

Début de la maladie, le 23 août 1881. Eruption le 25.

Le 26 août. Eruption cohérente seulement sur la face et sur le corps, encore papuleuse, éruption pharyngée. Fièvre d'éruption. Température très élevée, 41°. Traitement complet. 2 piqûres. 6 cuillerées de sirop d'opium.

Le 27. Chute de la température à 37,8. Le mal de gorge a augmenté. Même traitement.

Le 29. L'éruption est maintenant entièrement vésiculeuse. Quelques-unes sont assez développées, mais la plupart sont restées petites et comme miliaires. Coloration un peu louche. Eruption pharyngée très abondante. Température 38° et 37,9.

Le 30. Sur les mains et sur la face les vésicules sont un peu plus louches. Sur les ailes du nez quelques pustules très petites avec un point blanc au sommet, contenant du liquide puriforme. Même traitement.

Le 31. Dessication sur la face, les vésicules ont pour la plupart avorté. Température 37,2.

4 septembre. Dessiccation complète. Un grand nombre de boutons n'ont pas évolué, c'est à peine si l'on trouve des traces, sous la forme de petits points rouges qui sont déjà en parties effacés. Pour les autres boutons on trouve des saillies papulo-tuberculeuses, avec petits points noirs au sommet (mode corné), sur la face on trouve des papules. et sur les membres de petits cuticules épidermiques. Guérison. Cessation du traitement.

OBSERVATION XVI (Delotte).

Variole cohérente chez un individu vacciné, traité le troisième jour seulement dessication le huitième jour sans suppuration, mort à la suite d'une éruption.

M... (Joseph), 24 ans, marbrier, vacciné.

Début des phénomènes d'invasion, le 11 août 1881. Eruption le 14 août. Rash scarlatiniforme au pli de l'aine.

Le 17. Troisième jour de l'éruption. Eruption cohérente, déjà vésiculeuse. Vésicules miliaires rouges. Liquide transparent. Le rash a presque complètement disparu. Délire dans la nuit très intense. Température 40,2 le matin, 39,4.|le soir. Traitement. 3 piqûres d'éther, 8 cuillerées de sirop d'opium.

Le 18. Les vésicules ont augmenté de volume, mais restent petites. Chute de la température, fin de le fièvre de suppuration. 37° et 37,2.

Le 19. Epistaxis peu abondante. Même traitement.

Le 20. Les vésicules commencent à devenir louches. Etat général très bon le matin. Le soir la fièvre s'allume. Température 39,4. Même traitement.

Le 21. Commencement de la dessication à la face. Les vésicules s'affaissent, elles contiennent un liquide seulement citrin, pas de suppuration.

Le 22. Dessiccation complète de la variole sans suppuration. Suppression du traitement. Apparition de *pustules d'ecthyma* sur les jambes.

Le 23. Température 40,2 le matin, 41° le soir. Etat grave. Eruption d'ecthyma presque confluente sur la poitrine et sur les bras.

Mort le 24 août.

Observations de variole chez des sujets non vaccinés.

I. *Varioles confluentes chez des individus non vaccinés.*

OBSERVATION XVII (Delotte).

Variole confluente chez une jeune fille de 19 ans non vaccinée, traitée
deuxième jour de l'éruption, guérison après suppuration complète.

T... (Marie), 19 ans, domestique, non vaccinée.

Début des phénomènes d'invasion le 2 août 1881.

Le 3. Râles scarlatiniformes.

Eruption le 4. Papuleuse sur la face et les membres.

Le 5. Eruption complète. Confluente sur la face. Phénomènes généraux graves. Traitement complet, 2 piqûres. Opium, 0,15.

Le 7. Eruption vésiculeuse, vésicules petites avec alvéoles rouges à la base. Etat assez calme. Pas de dyspnée. Même traitement.

Le 8. Vésicules de teinte louche sur la face. Sur les membres, le thorax, la face, les vésicules sont bien remplies. Sur les membres inférieurs,|les vésicules sont beaucoup plus petites et reposent sur une rou-

geur intense de la peau. Gonflement de la face et des pieds. Même traitement.

Le 9. Suppuration complète sur la face et sur le tronc, commençant
sur les membres inférieurs. Fièvre de suppuration. Température, 39,2.
Même traitement.

Le 10. Suppuration complète sur les membres. Commencement de
dessiccation à la face.

Le 13. Dessiccation complète à la face. La fièvre persiste. Etat général
grave. Temp., 39,8.

Le 14. Croûtes en masque sur la face. Sur les membres les croûtes
sont moins épaisses. Chute de la température. Même traitement.

Le 16. Chute des croûtes sur la face. Dessiccation complète sur le reste
du corps. Suppression du traitement.

Le 17. Eruption d'ecthyma.

Guérison le 20.

Le 21. Croûtes persistantes sur le nez. Le reste de la face est libre.
Sur le reste du corps, dessiccation sans croûtes.

OBSERVATION XVIII (personnelle).

Variole confluente chez une jeune femme de 22 ans, non vaccinée, traitée le
troisième jour de l'éruption, mort à la période de dessiccation après suppuration.

C... (Marie), 22 ans, cuisinière, non vaccinée.

Eruption le 12 mai 1881.

Le 15. Le jour de son entrée, variole confluente sur la face et sur le
reste du corps. Dysphagie, éruption pharyngée. Métrorrhagie dans l'in-
tervalle des règles. Traitement complet, 2 piqûres d'éther. Quatre cuillerées de sirop d'opium.

Le 16. Vésiculation. Vésicules confluentes sur la face, masque papier
joseph. Etat assez grave. Température 39,6. Trois piqûres. Six cuillerées d'opium.

Le 17. La dysphagie a diminué. Même état.

Le 18. Gonflement de la face et bouffissure des paupières, gonflement
des extrémités. Accès de suffocation, râles laryngés. Commencement de
suppuration et de dessiccation sur la face. Sur la poitrine éruption d'ecthyma, 3 piqûres, 6 cuillerées.

Le 19. Sur la face, commencement de dessication par larges plaques d'épiderme soulevées, laissant à nu de larges surfaces saignantes. Eruption d'ecthyma sur la face. Même traitement.

Le 20. Temp. 40,2. Dyspnée extrême, peu de délire. Accidents d'infection générale. Mort dans la matinée.

Nous pourrions publier d'autres observations de faits analogues, de varioles confluentes chez des sujets non vaccinés. Elles se ressemblent toutes, et comme cette dernière elles prouvent toutes que dans ces cas, l'influence du traitement est bien minime.

II. *Varioles cohérentes-confluentes, et simplement cohérentes chez des individus non vaccinés.*

OBSERVATION XIX (Delotte).

Variole cohérente-confluente chez une jeune femme de 22 ans non vaccinée, traitée le deuxième jour, dessiccation le treizième jour après suppuration.

P... (Rose), 22 ans, domestique, non vaccinée.

Eruption le 18 août 1881, jour de son entrée.

Le 19. Eruption pas encore achevée. Dyspnée. Température 39° et 39,8. Etat général grave. Une saignée de 200 gr. Traitement complet, 2 piqûres, 6 cuillerées.

Le 20. Facies moins rouge. Dyspnée moindre. Eruption plus abondante. Sur la face, papules à demi confluentes. Sur le tronc, éruption cohérente, sur les membres; éruption peu marquée. Temp., 39,2. Traitement complet.

Le 21. Gonflement de la face. Vésiculation sur les membres supérieurs, le tronc et la face. Les vésicules sont ombiliquées et mal remplies. Délire pendant la nuit. Pas de chute de la température. Même traitement.

Le 22. Suppuration commençante sur la face. Sur le tronc, les vésicules sont seulement un peu louches. Pas de délire. Traitement. 4 piqûres, 8 cuillerées.

Le 23. Suppuration complète. Fièvre de suppuration. Tempér. 40,4. Même traitement.

Le 24. Commencement de dessiccation sur la face. Sur le tronc, l'éruption est en pleine suppuration.

Le 27. Croûtes sur la face, formant un masque mellycérique. Sur les membres, les pustules sont encore volumineuses et contiennent un liquide purulent.

Le 29. Un peu de gonflement des mains. Température élevée. On continue le traitement. 4 piqures et 10 cuillerées.

Le 30. Commencement de dessiccation sur le tronc et les membres.

Le 31. Desquamation sur la face. Il ne reste plus que quelques petites croûtes sur le nez, sur le tronc et sur les membres. Dessiccation par affaissement des vésicules. L'épiderme devient comme noirâtre et forme de petites croûtes (mode corné). Dans d'autres points desquamation par lambeaux d'épiderme. Chute de la température. 2 piqûres seulement et 6 cuillerées de sirop.

1er septembre. La convalescence est retardée par une éruption d'ecthyma. Suppression du traitement.

Un mois après, sur la face, on voit encore un piqueté cicatriciel. Cicatrices petites, très confluentes.

Observations de varioles hémorrhagiques.

I. Varioles hémorrhagiques d'emblée.

OBSERVATION XX (personnelle).

Variole confluente hémorrhagique, chez un jeune homme de 20 ans non vaccinée, traitée le premier jour de la maladie, mort avant la période de suppuration.

Paré (Alcide), 20 ans, fumiste, non vacciné. Entre le 31 mars 1881 dans le service. Malade depuis la veille. Rash hémorrhagique dans la journée. Dès le soir, deux injections d'éther. Opium 0,20, perchlorure de fer, 1 gr.

1er avril. Eruption encore mal définie. Rash hémorrhagique (purpura) sur les deux aines. Sur le reste du corps éruption papuleuse confluente. Température, 40,2. Agitation extrême. Mal de gorge. Dyspnée considérable. Trois injections d'éther, opium, 0,20, etc.

Le 2. Dysphagie extrême, moins de dyspnée, vomissements. La potion ne pouvant plus être prise, on la remplace par des injections de morphine, deux par jour alternant avec les injections d'éther.

Le 3. Salivation. Gonflement de la face et des mains. Ecchymoses conjonctivales. Hématurie. Sur la face, apparition de quelques vésicules contenant très peu de liquide. Sur les membres, quelques vésicules. Moins de dyspnée. Même état.

Le 4. Mort dans la matinée.

OBSERVATION XXI (Cayla).

Variole hémorrhagique chez une femme de 23 ans, accouchée le jour de l'éruption, traitée le deuxième jour de l'éruption. Mort le sixième jour.

V... (Alexandrine), 23 ans, couturière, vaccinée. Second accouchement. Entrée le 29 avril 1882.

Deuxième grossesse à huit mois et demi. Mal aux reins, mal entrain depuis huit jours. Frissons.

Le 28. Perte de sang abondante.

Premières douleurs du travail le 29 à neuf heures du soir. Accouchement à une heure du matin.

Le 30. Rash sur le ventre et la région inguinale. Température élevée, 39,8. Eruption papuleuse sur tout le corps. 3 injections phéniquées. 6 cuillerées de sirop.

L'enfant meurt dans la journée.

1er mai. La femme perd très peu de sang. Temp. 40,6.

Le 2. Sur toute la surface du corps, éruption pétéchiale. Rash hémorrhagique sur la région inguinale. Hémorrhagies sous-conjonctivales. Hématurie dans l'après-midi.

Mort le 3 mai à deux heures du matin.

II. *Varioles hémorrhagiques secondaires.*

OBSERVATION XXII (Cayla).

Variole hémorrhagique chez une femme de 30 ans déjà vaccinée, traitée le deuxième jour de l'éruption, œdème de la glotte. Trachéotomie. Guérison.

J... (Virginie), 30 ans, domestique, vaccinée.

Début de la maladie le jeudi 13 juillet 1882. Rachialgie violente, nausées, céphalalgie.

Eruption le 17 juillet au soir et dans la nuit du 17 au 18.

Le 18. Eruption confluente à la face et sur le tronc. Sur les aines, rash ecchymotique. Métrorrhagies abondantes. Traitement, 2 piqures, opium 0 gr. 15.

Le 19. Ecchymoses très larges dans les deux fosses iliaques. Sur la face et le tronc, l'éruption commence à devenir vésiculeuse. Les métrorrhagies persistent. Le rash persiste toujours. Abattement. Pas de délire. Même traitement.

Le 20. Dans la nuit, délire très intense. Eruption composée de plaques de vésicules réunies sur un fond rouge ecchymotique. Métrorrhagies, un peu de sang dans les crachats. Même traitement.

Le 21. L'état est un peu meilleur.

Le 22. Commencement de dessiccation de l'éruption. Même état satisfaisant. Même traitement.

Le 24. Vomissements. Les métrorrhagies reprennent.

Le 25. Le soir la fièvre augmente. Dessiccation complète.

Le 26. Fièvre intense. Accidents d'œdème de la glotte, accès de suffocation dans la journée; trachéotomie à 3 heures de l'après-midi, faite par l'interne de garde.

Le 27. Températur 39,6. Respiration difficile. Ne peut rester sans la canule.

Le 28. Même état. Vomissements.

Le 29. La malade a eu un accès de suffocation par suite de l'obstruction de la canule.

Complications thoraciques: râles crépitants et sous-crépitants à gauche. 20 ventouses.

Le 31. Les accidents pulmonaires ont disparu. L'état général est meilleur.

Le 3 août. Commencement de la convalescence.

On commence à retirer la canule pendant quelques heures dans la journée.

Guérison complète le 27 août.

OBSERVATION XXIII (Delotte).

Variole confluente hémorrhagique chez une jeune femme de 22 ans déjà vaccinée, traitée le troisième jour de l'éruption. Mort après la dessiccation à la suite d'hémorrhagies multiples.

De L... (Alda), 22 ans, demoiselle de compagnie, vaccinée. Entrée à l'hôpital le 23 juin 1881.

Le 17 juin 1881. Début des accidents, céphalalgie, rachialgie, épistaxis ayant duré une heure.

Le 18. Rachialgie très intense.

Le 20. Métrorrhagie peu abondante en dehors des règles.

Le 21. Apparition d'un rash hémorrhagique dans la région de l'aine, des deux côtés et sur la partie inférieure de l'abdomen. Fièvre.

Le 22. Eruption sur le reste du corps.

Le 23. A son entrée à l'hôpital. Eruption papuleuse confluente sur la face et sur le tronc, déjà quelques vésicules sur les membres.

Traitement complet. 2 piqûres d'éther. 4 cuillerées de sirop. Perchlorure de fer 1 gramme.

Le 24. Papules petites et serrées sur la face; sur le tronc et le cou, éruption confluente, quelques vésicules de moyen volume sont ombiliquées. Entre celles-ci on voit des papules et des vésicules plus petites. Aux membres supérieurs, éruption cohérente, papules et vésicules petites, quelques-unes ombiliquées. Aux membres inférieurs, éruption modérée, quelques vésicules ombiliquées de moyen volume; les autres restent petites presque miliaires.

Les vésicules et les papules reposent sur une peau colorée en rouge, avec une teinte ecchymotique. Enfin, ecchymoses au niveau des piqûres d'éther. Rash hémorrhagique persistant dans la région de l'aine. Métrorrhagie peu abondante. Même traitement.

Le 26. L'éruption a avorté presque complètement. La dessiccation commence sur tous les points du corps sans que l'éruption ait passé par la suppuration. Sur la face, les vésicules miliaires entrent en dessication sans suppuration. La surface de la peau présente un aspect analogue à celui qu'elle avait au début de l'éruption. Sur le tronc et les membres, les papules sont devenues à peine vésiculeuses, et entrent déjà en dessiccation. Le rash perd sa coloration.

Cependant l'état général est plus grave.

Métrorrhagies plus abondantes. Epistaxis légères. Hémorrhagies sous-cutanées abondantes dans les points où on a fait des piqûres d'éther.

On modifie alors le traitement en présence des hémorrhagies menaçantes. On donne l'éther à l'intérieur (sirop éthéré-opiacé). 4 cuillerées. Et on fait 2 piqûres d'ergotine à la malade dans la journée.

Le 27. Les hémorrhagies continuent ; état toujours tres grave. Mort dans l'après-midi.

CONCLUSIONS.

1° La médication éthérée-opiacée dans la variole consiste dans le traitement par l'opium à hautè dose et par l'éther. L'éther peut être administré par les voies digestives (sirop éthéré- opiacé, traitement interne), mais ce procédé est généralement insuffisant. Le vrai procédé d'administration de l'éther consiste dans la méthode des injections sous-cutanées (traitement complet).

2° L'effet de ce traitement est de modifier l'éruption variolique, de supprimer complètement la suppuration dans un certain nombre de cas, de l'atténuer toujours.

3° L'effet du traitement est surtout marqué chez les varioleux qui ont été vaccinés autrefois. Chez les non-vaccinés, cet effet est incomplet.

4° L'action du traitement varie suivant les formes cliniques de la variole.

a. Dans les varioles discrètes et simplement cohérentes chez les individus déjà vaccinés, la guérison sans suppuration est la règle.

b. Dans les varioles cohérentes — confluentes même les plus graves chez les sujets déjà vaccinés, la guérison sans suppuration, sous l'influence du traitement, est très fréquente ; lorsque l'éruption suppure malgré le traitement, les accidents de la suppuration sont très atténués.

c. Dans certains cas de varioles confluentes bien légitimes, mais *chez des sujets vaccinés*, il y a eu guérison sans suppuration ou avec une suppuration très atténuée.

d. Chez les sujets non vaccinés, la guérison sous l'influence du traitement, quelles que soient les formes cliniques, est l'exception. La règle est que la suppuration ne soit qu'atténuée.

e. Enfin dans les varioles hémorrhagiques d'emblée, le traitement n'a absolument aucune action appréciable. Dans les varioles hémorrhagiques secondaires son influence est presque nulle.

5° Les varioleux soumis au traitement par la médication éthérée-opiacée échappent par le fait de la suppression de la suppuration à tous les accidents consécutifs à celle-ci, qui sont si souvent la cause de la mort.

6° Le traitement ne paraît pas agir sur l'évolution du virus variolique lui-même, mais uniquement sur l'évolution ultérieure de l'éruption, sur ce que M. Barthélemy appelle les périodes passives de l'éruption, c'est-à-dire la suppuration, la dessiccation et la desquamation. La maladie est abrégée par la modification de ces dernières périodes et non par l'atténuation du virus variolique.

7° Les plus grands inconvénients du traitement résultent des accidents locaux, causés par les injections sous-cutanées d'éther. Ces accidents peuvent être évités au moyen de certaines précautions que nous avons indiquées.

INDEX BIBLIOGRAPHIQUE

Du Castel. — Du traitement de la variole par la médication éthérée-opiacée. Bulletin général de thérapeutique, 30 septembre 1881.

Dreyfus-Brissac. — Note sur la médication éthérée-opiacée dans la variole.
Gazette hebdomadaire du 11 août 1882.

Du Castel. — De la médication éthérée-spiacée dans la variole. Réponse à
M. le Dr Dreyfus-Brissac. Gazette hebdomadaire du 2 septembre 1882.

Traill. — Etude sur les injections sous-cutanées d'éther sulfurique, à la dose
dite excito-stimulante; de leur application au traitement de quelques
maladies et principalement de la variole. Thèse de doctorat. Lille.
1882.

Marotte. — Rapport sur le mémoire de M. Du Castel concernant la médication éthérée-opiacée dans le traitement de la variole. Bulletin de
l'Académie de médecine, séance du 6 septembre 1881.

Du Castel. — Note sur une épidémie d'ecthyma observée dans le service des
varioleux de l'hôpital Saint-Antoine. Société médicale des hôpitaux,
séance du 14 octobre 1881.

Arnozan. — Paralysies consécutives à des injections d'éther. Journal de
médecine de Bordeaux, 25 juin 1882.

Barthélemy. Recherches sur la variole ; thèse de Paris, 1880.

Z. Ocounkoff. — Du rôle physiologique de l'éther sulfurique, de son emploi
en injections sous-cutanées comme médicament excito-stimulant ;
thèse de Paris, 1877.

Paris. — A. Parent, imprimeur de la Faculté de médecine, rue Monsieur-le-Prince, 31
A. Davy, successeur.

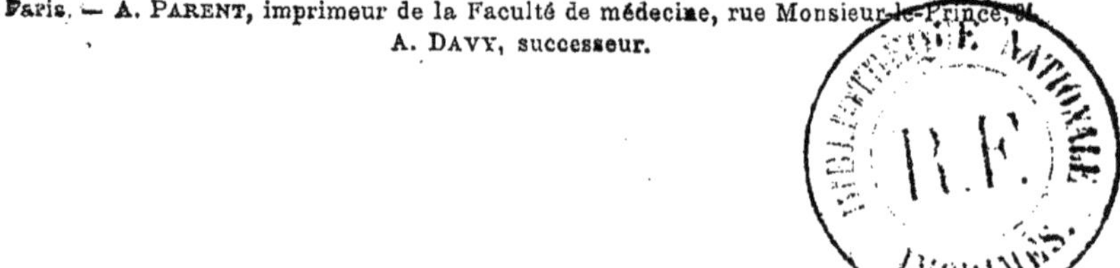

A LA MÊME LIBRAIRIE

CADET DE GASSICOURT, médecin de l'hôpital Sainte-Eugénie. — **Traité clinique des maladies de l'enfance.** T. I, *Affections du poumon et de la plèvre.* — 1 vol. gr. in-8 de 500 pages, avec 76 figures dans le texte. 1880. 11 fr. — T. II. *Affections du cœur, rhumatisme, chorée, fièvre.* — 1 vol. in-8 de 570 pages, avec 100 fig. 13 fr.
L'ouvrage sera complet en 3 volumes.

CANDELLÉ (Dr Henri), ancien interne des hôpitaux de Paris, membre de la Société d'hydrologie médicale. — **Manuel pratique de médecine thermale.** — 1 vol. in-8 jésus de 450 pages, cartonné diamant. 6 fr.

DELFAU (Dr Gérard), ancien interne des hôpitaux de Paris — **Manuel complet des maladies des voies urinaires et des organes génitaux.** — 1 fort vol. in-8 de 1000 pages, avec 150 fig. dans le texte. — Cet ouvrage est divisé en 6 parties, consacrées, la 1re au *Pénis*, la 2e à l'*Urèthre*, la 3e à la *Vessie*, la 4 à la *Prostate*, la 5e à l'*Appareil séminal*, et la 6e aux *Reins*. 11 fr.

DUJARDIN-BEAUMETZ, — **Leçons de clinique thérapeutique**, professées à l'hôpital Saint-Antoine.

1re SÉRIE ou tome I, *Traitement des maladies du cœur et de l'aorte, de l'estomac et de l'intestin.* 1 beau vol. gr. in-8 de 800 pages avec figures, et une planche chromolithographique.

2e SÉRIE ou tome II. *Traitement des maladies du foie, des reins, du poumon, de la plèvre, du larynx, du pharynx.* 1 beau vol. grand in-8 de 800 pages avec 2 planches en chromolithographie, 3e édition.

Prix des 2 volumes. 32 fr.

LANESSAN (J.-L. DE), professeur agrégé d'histoire naturelle à la Faculté de médecine de Paris. — **Manuel d'histoire naturelle médicale (botanique et zoologie).** — 3 vol. in-18 jésus, formant 2,300 pages et contenant 1,750 figures dans le texte. 1879-1880. 26 fr.

PAULIER (A.-B.), ancien interne des hôpitaux de Paris. — **Manuel de thérapeutique et de matière médicale**, précédé d'une préface, par le Dr DUJARDIN-BEAUMETZ. 2e édition. 1 vol. in-18 de 1200 pages avec 200 figures dans le texte, 1882. 12 fr.

PAULIER. — **Manuel d'hygiène publique privée** et ses applications thérapeutiques. — 1 fort vol. in-18 de 800 pages. 1879. 8 fr.

PLAYFAIR (W.-S.), professeur d'obstétrique et de gynécologie à King's Colege, président de la Société obstétricale de Londres. — **Traité théorique et pratique de l'art des accouchements**, traduit et annoté sur la 2e édition anglaise, par le Dr VERMEIL. — 1 beau vol. gr. in-8 de 900 pages, avec 200 fig. dans le texte. 1879. 15 fr

SINETY (Dr L. DE), membre de la Société de biologie et des Sociétés anatomiques et d'anthropologie de Paris. — **Manuel pratique de gynécologie et des maladies des femmes.** — 1 beau vol. in-8 de 850 pages, avec 160 fig. *originales* dans le texte. 13 fr.

VULPIAN (A.), doyen de la Faculté de médecine, membre de l'Institut et de l'Académie de médecine, médecin de l'hôpital de la Charité, etc., etc. **Maladies du système nerveux**, leçons professées à la Faculté de médecine de Paris. Recueillies par le Dr BOURCERET, ancien interne des hôpitaux. Revues par le professeur. *Maladies de la moelle.* — 1 vol. gr. in-8 compacte. 1879. 16 fr.

VULPIAN (A.), doyen de la Faculté de médecine, etc. — **Clinique médicale de l'hôpital de la Charité**, considérations cliniques et observations par le Dr RAYMOND, médecin des hôpitaux. Revues par le professeur. — *Rhumatismes, maladies cutanées, scrofules, maladies du cœur, de l'aorte et des artères, de l'appareil digestif, du foie, de l'appareil respiratoire, maladies générales, empoisonnements chroniques, syphilis, maladies du système nerveux.* — 1 for vol. gr. in-8 de 958 pages. 1879. 14 fr.

Paris. — A. PARENT, imprimeur de la Faculté de médecine, rue Monsieur-le-Prince, 31.
A. DAVY, successeur.

9 782019 641115